心の専門家養成講座⑩

河野荘子 編
Shoko Kono

●シリーズ監修
森田美弥子
松本真理子
金井篤子

司法心理臨床実践

Professional Psychologist Training Series 10
Practice of Clinical Psychology
in the Judicial System

ナカニシヤ出版

まえがき

　本書は，森田美弥子・松本真理子・金井篤子監修『心の専門家養成講座（全12巻）』の第10巻にあたり，特に司法領域の心理臨床実践について扱っている。周知のように，2015（平成27）年9月に公認心理師法が公布され，2018（平成30）年には国家資格としての心理専門職の養成カリキュラムがスタートした。司法に関わる臨床は，この中でも重要な一領域として指定され，今日に至っている。

　これまで司法領域の心理臨床と言うと，少年鑑別所や刑務所などの特別な場所で，非行少年や犯罪者を相手にするイメージが先に立ち，あまりなじみがないと思われがちであったように思う。非常に厳しい守秘義務を課された領域であり，内実が知らされる機会が少ないことも，イメージの固定化に拍車をかけたのだろう。しかし，主に司法領域が対象とする非行少年や犯罪者は，医療領域における触法精神障害者，あるいは，学校領域や福祉領域，産業領域における暴力や虐待，いじめ，ハラスメント，PTSDなどの当事者といった形をとり，各領域の心の専門家たちの前に立ち現れる。一見別世界の話のように感じられる司法領域の諸問題は，実は様々な他領域との連続性の中で存在する。司法臨床について知っておくことは，この社会に生きている，様々な問題を抱えたすべての人たちに通底する，有用な理解の枠組みを得ることにつながるのである。

　一方で，司法領域の心理臨床には，特殊性も存在する。例えば，クライエントが社会と隔絶された場所にいること，受容と共感の上に成り立つ心理臨床観が必ずしもいつも通用するわけではないこと，「悪いことをした」人を目の前にして，面接者自身が「自明の理」としてきた根本的な価値観や理念などが混乱させられることが挙げられよう。また，逆説的な真実がたくさんあるのも，この領域の特徴であろう。世間的には罰であり，非行少年や犯罪者を含むすべての人にとって，できれば避けたい矯正施設への収容が，実は，本人の心を落ち着かせ，心理的成長の契機となることは，その最たるものである。矯正施設にクライエントがいることの心理的意味や，面接者が体験する激しい動揺への心構えなど，考えさせられることは多い。

　本書は大学院生をターゲットとし，司法領域で心理臨床を行う上で，知っておくべき理論や事例理解の枠組みを紹介する（第Ⅰ部）。さらに，司法領域の心理臨床家として現場に立つことの意味や意義などについて，第一線で活躍する心の専門家たちの率直な思いを紹介する（第Ⅱ部）。公認心理師養成カリキュラムに対応し，この間多くの教科書が出版されているが，本書のような特徴を持ったものは少ない。本書が公認心理師をはじめ，多くの心の専門家の活動に寄与することとなれば望外の喜びである。

　本書の完成に際して，ナカニシヤ出版編集部の山本あかね氏に大変お世話になった。末尾ながら，心よりお礼を申し上げたい。

2023年3月

編者　河野荘子

本書で用いる用語について

　本書の執筆にあたっては，心理学を基盤とした「心の専門家」のためのものであることから，心理臨床学研究論文執筆ガイド（日本心理臨床学会学会誌編集委員会編，2022）を参考にしながら，原則として以下のように用語を統一することを心掛けた。

　○基本方針として，医学用語である「診断」「治療（者)」「患者」「症例」などは可能な限り避け，「アセスメント／心理査定／見立て」「面接／援助／支援」「セラピスト／面接者」「クライエント／来談者」「事例」などとした。ただし，司法領域は，それぞれの臨床の場に固有の言葉の使い方があり，本書はそちらを優先させた。そのため，上記基本方針に沿っていない場合もある。

　○心の専門家の仕事を包括的には「心理臨床（実践)」とし，技法として「心理療法」，個別の事例場面では「（心理）面接」という言葉を用いた。

　○「養育者」「保護者」「親」については，対象が成人である場合と子どもの場合，さらには学校，福祉，医療といった領域によって異なると考えられたため，それぞれの章の中で統一を図ることとした。

　○なお，文献の引用部分や，面接における発言については，この限りではない。文脈によって異なる場合があることをご了解いただきたい。

目　次

まえがき　i

本書で用いる用語について　ii

第Ⅰ部　司法心理臨床を支える理論

1　非行臨床における今日的問題―情報化社会における非行― ………………… 3

はじめに　3

インターネット上のトラブルはなぜ起こるのか　3

インターネット利用犯罪の現状と対応―特に福祉犯罪被害について―　7

福祉犯罪被害者への支援　9

おわりに　11

2　攻撃行動と内的性質 ……………………………………………………… 13

はじめに　13

攻撃行動のとらえかた　13

一過性的攻撃行動　15

持続的攻撃行動　19

受動的攻撃行動　21

能動的攻撃行動　22

おわりに　26

3　発達障害と非行 ……………………………………………………………… 28

発達障害と素行症　28

非行における発達障害　33

発達障害のある非行ケースへの支援　36

4　虐待と非行 …………………………………………………………………… 41

はじめに　41

児童虐待　41

非行と被虐待体験　45

おわりに　56

5　施設に収容されることの意味―少年鑑別所の持つ「場の力」を巡って― …… 58

　　少年鑑別所について　58

　　少年鑑別所での生活　60

　　少年鑑別所での少年たち　67

第Ⅱ部　司法心理臨床の実際

1　警察における心理臨床 ……………………………………………… 77

　　警察組織の特徴　77

　　警察における被害者支援　77

　　少年警察領域の心理支援について考えること　81

　　警察組織で働くということ　87

2　児童自立支援施設における心理臨床 ……………………………… 89

　　児童自立支援施設とは　89

　　児童自立支援施設に入所する子どもたち　90

　　児童自立支援施設における心理臨床　91

　　児童自立支援施設における心理臨床の実際　94

3　少年鑑別所における心理臨床 …………………………………… 101

　　少年鑑別所の心理技官という仕事　101

　　非行少年との面接　103

　　いろいろなケースを経験する心理技官　106

　　おわりに　109

4　家庭裁判所における心理臨床 …………………………………… 112

　　はじめに　112

　　ダブル・ロールについて　112

　　少年調査時の逆転移感情について　115

　　保護者調査について　118

　　関係機関との連携について　119

　　おわりに　120

5　刑務所における心理臨床 ………………………………………… 122

　　はじめに　122
　　「犯罪者」と接するということ　122
　　刑務所での心理技官の業務　125
　　受刑者は怖くないのか？　127
　　海千山千の受刑者たち　127
　　「チーム刑務所」を支える人たち　129
　　「チーム刑務所」からの「チーム司法・犯罪」　131
　　おわりに　131

6　保護観察所における心理臨床 ………………………………… 133

　　心理的な距離感　133
　　基本的な姿勢　136
　　心理療法の可能性　141
　　おわりに　143

7　矯正領域における効果検証の現場 ……………………………… 146

　　効果検証とは何か　146
　　効果的な処遇を行うための基礎的な理論─RNR 原則─　147
　　効果検証はどのように行われるのか　148
　　学術研究と効果検証との違い　151
　　効果検証結果の活用─性犯罪再犯防止指導に係る効果検証を例に─　151
　　現場施設で実務に当たっていた者が効果検証業務を行う意義　152
　　制約を知ること　152
　　おわりに　153

　　索　引　155

I　司法心理臨床を支える理論

　　非行や犯罪は，時代を映す鏡といわれる。表向きは，聞きなじみのある非行や犯罪行為であっても，その背後に個人が抱える問題や非行・犯罪行為発生までのプロセスは千差万別である。第I部では，司法心理臨床を支える理論を紹介する。ただし，それは単なる理論の羅列ではなく，昨今の様々な病理現象が非行や犯罪と結びつくメカニズムについて解説する際に，有用な理論が種々紹介されているという構成になっている。今まで，司法心理臨床が表立って議論される機会が少なかったこともあって，多くの臨床家が，司法・犯罪分野は自分とは縁遠いと思っていることだろう。しかし，司法・犯罪分野の臨床は，実はさまざまな領域と密接に結びついている。奥深く興味深い司法心理臨床の世界をのぞいてみてほしい。

1

非行臨床における今日的問題
―情報化社会における非行―

◉はじめに

　特に非行には，その時々の時代背景や社会風潮が色濃く反映される。第二次世界大戦後の混乱期，「生きるための非行」が主流であったものが，その後の高度経済成長期を経て，「遊び型非行」「いきなり型非行」とその表れを変えたように。

　翻って，現在の非行は，「ネット型非行」と言われる。2000 年あたりから，インターネットが急速に普及し，2007 年に Apple 社がスマートフォンを開発した。通信回線を介して，電話だけでなくインターネットにもつながるスマートフォンは，高機能で携帯性にも優れているため，瞬く間に，私たちの生活になくてはならないものとなった。令和 3 年版情報通信白書によると，2020 年におけるスマートフォンの世帯保有率は，8 割を超えたという。情報化にまつわるこの 2 ～ 30 年の間の社会の変化には，目を見張るばかりである。

　このような社会情勢を受けて，子どもたちの問題行動の表れ方も変化したとされる。嘉嶋（2020）は，スクールカウンセリング場面で見られるインターネット関連の今日的問題として，インターネットへの過度の依存・LINE のグループなどを使ったいじめ・交友関係の拡大の 3 つを挙げている。インターネットへの依存が大きな社会問題となっていることは，2019 年に，ゲーム障害が正式な精神疾患名として ICD-11 に含まれたことからも明白であるが，非行との関係がより直接的なのは，インターネットを介したいじめと交友関係の拡大の問題であろう。いじめは刑事罰の対象になる可能性があるし，交友関係が広がることによって，知らず知らずのうちに犯罪者集団に組み込まれ，加害者になったり被害者になったりするからである。インターネットを介した人間関係では，加害者は想像力の欠如や鈍感さが露わになり，誰も予期しないような攻撃的な言葉を弾き出し，被害者は他者の言葉を過剰に敏感に受け止めやすくなるといわれる（嘉嶋，2020）。目の前に相手がいない状況下，大人や第三者の目の届きにくいところで問題が起こってしまうと，軌道修正はかなり難しいと言わざるを得ない。

◉インターネット上のトラブルはなぜ起こるのか

(1) インターネットが私たちの現実生活や精神的健康に及ぼす影響

　従来から，インターネットの利用は，現実生活の社会性を抑制し，攻撃性を高めることが指摘されてきた。インターネットがもともと持っている，非対面性（文字情報による交流がほとんどであること）・不透明性（行為者の特定が困難であること）・双方向性（情報の発信と受信が可能であること）という 3 つの特徴が，攻撃性を高めやすい土壌を作り，そこに，インター

ネットを利用する者の個人要因が加わって，攻撃行動などの発現へとつながる。中学生を対象とした高比良ら（2006）は，非同期的性質の強いコミュニケーションツール（Eメールや掲示板など）の使用が多いほど，敵意的認知が高まること，また，身体的攻撃や言語的攻撃を行いやすい者は，より多くの時間をインターネットに費やしていることを指摘している。一方で，インターネットを，一様にネガティブな影響を及ぼすものだとする考え方には，批判も多い。「自殺をしようと思ったけれど，最後に自分の思いをインターネットの掲示板に書き込んだところ，返ってきたコメントを見て思いとどまった」など，インターネットがセーフティネットの役割を果たしている場合さえあるからである（加納，2014）。

　上記のような論争を踏まえ，インターネットが現実生活に及ぼす影響を縦断的に研究したKraut et al.（2002）は，周囲から多くのサポートを得ている者や外向的な性格の者は，インターネットを利用することで，家族や友人との関わりが促進されたり孤独感が低下したりするが，サポートが乏しい者や内向的な者は，社会的関与の減少などのネガティブな影響を受けるとしている。また，藤・吉田（2009）は，ブログは，「自己と向き合う場所」としての側面と「多数の人々と意見を交換する場所」としての側面を兼ね備えるために，自己の問題点に対する客観視や明確化がなされやすく，現実生活の他者との関係の改善につながること，オンラインゲームは，現実生活の既存の対人関係に煩わされずに，自分の好きなように他者との交流を楽しめるが，その世界に過剰に没入・依存し，「現実から逃避」する場合は，現実の対人関係は阻害されることを指摘している。LINEの使用とレジリエンスの関係について検討した桂（2018）は，互酬性への期待から，他者への協力行動が促進され，その返礼として自分自身もサポートや資源がより多く得られることによって，自らのレジリエンスが高まり，精神的健康が向上するというモデルを提唱している。

　どの研究においても言えることだが，結局のところ，インターネットという便利な道具も，どのような人がどのように使うかによって，有益にもなり，あまり適応的ではない循環を生み出すことにもなる。インターネット，あるいはソーシャルネットワーキングサービス（以下，SNS）の利用は，まさに諸刃の剣であり，だからこそ，適切な利用に関する教育が大切なのである。

（2）誤ったインターネット利用と関連する心理的要因

　昨今は，インターネットを介した出会いの場が数多く存在し，利用者も多い。また，LINEなどのSNSを使って，年代も居住地域も関係なく，情報交換をすることも珍しくはない。求めていけば，すぐに誰かとつながることができるものの，個人攻撃の矢面に立たされた人が自殺に追い込まれるなど，これまでとは違った痛ましい事件も起こるようになった。この背景には，どのような心理的要因が働いているのだろうか。

　1）同調圧力　インターネット上で問題が起こる背景要因の一つに，同調圧力がある。土井（2020）は，価値観が多様化したことによって，従来あったような普遍的判断基準が揺らぎ，人々は，自己の外に代わりとなるものを求めざるを得なくなったという。このとき，自尊感情を向上させる最大の基盤となるのは，自分を評価してくれる仲間である。しかし，仲間の反応が態度決定の重要な指針となる集団は，価値観の共有できる相手だけで構成された，同質性の高いものとならざるを得ず，それは同時に強い同調圧力を生むという。橋元（2020）も，仲間

外れや誹謗中傷を恐れるあまり，仕方なく SNS を続けている者が一定程度存在することを指摘している。そして，心理的に密着し，お互いに相手の反応を注視している集団は，強い同質性が求められるがゆえに，構成メンバーは，常に息苦しさを感じる状態に陥ると述べている。

　以上を踏まえると，インターネットの世界で問題が起こるとき，同調圧力の観点からすると，次のような経過をたどることが想定される。

①インターネットの3つの特徴を背景に，均一性の高い集団が形成される。

②メンバーは息苦しさを感じつつも，集団から逸脱することのデメリットを恐れて，何とかその集団にしがみつこうとする。

③メンバーの集団へのしがみつきが，ますます均一性を高める方向へと作用する。同時に，異質性が過剰にクローズアップされ，排除の対象となる。その結果，リアルな人間関係の中では解決可能な些細な行き違いでさえもが深刻化し，埋められない溝となる。

④違いは，集団の崩壊を招く恐れがあるためなくさねばならない。凝集性を高めるため，異質性の排除への動きが加速し，攻撃行動が助長される。

　昔から，日本は同調圧力の強い社会だと言われてきた。しかし，インターネットによって，かえって狭くなってしまった日常の生活圏の中では，互いに仲間の反応に敏感になるため，以前よりも強い同調圧力が発生する。「人間関係の流動性を促したはずのインターネットの発達が，逆に人間関係の幅を狭める背景となっている（土井，2020）」のである。

　2）確証バイアスとエコーチェンバー効果　もう一つ，事態を深刻化する要因として，確証バイアスがある。確証バイアスとは，自分に都合の良い情報だけを受け入れ，都合の悪い情報からは，無意識のうちに目を背けてしまう心の動きのことを言う。すべての人が，確証バイアスを持つ。

　また，SNS を利用すると，エコーチェンバー効果を体験しやすい。エコーチェンバーとは，自分と似た興味関心を持つユーザー同士でフォローし合うため，SNS で発信すると，自分と似た意見が返ってきやすい状況を言う。エコーチェンバー効果が，濃密なコミュニケーションの中で起きると，特定の意見や思想などが複数の人の間で信奉されるようになり，反対意見は排除されていく。

　さらには，集団分極化へと進むこともある。これは，個々の意見が極端なものへと増幅され，集団として，より危険でリスクの高い先鋭化された意思決定がなされる状態のことを言う。岡嶋（2018）は，集団分極化の生起構造は，インターネットが加わることで，より強固になると指摘する。つまり，SNS は，検索によって必要な情報や仲間にたどりつくという構造を持つがゆえに，同質性の高い集団が形成されやすいだけでなく，エコーチェンバー効果によって，排他性や不寛容さが助長され，集団構成メンバーは，自分の存在価値を正当化する手段として，自分と相容れない意見を持つ他者への攻撃行動をとりやすくなるというのである（図1-1）。昨今社会問題ともなっている，インターネット上での個人に対する執拗な攻撃や炎上，フェイクニュース，ヘイトスピーチなどは，このメカニズムを土台として発生するとされる。

　SNS 上で形成された集団は，ごく限られた少人数で構成されているケースが多く，その場で正当とされる意見であっても，社会全体からみればごくごく限られた範囲で通用するだけのものであることもまれではない。しかし，攻撃者自身の存在理由をかけた執拗な攻撃は，ターゲットとなった人，あるいはその問題に関わる人を，深く傷つけ，時に命を奪う。加害者の想像

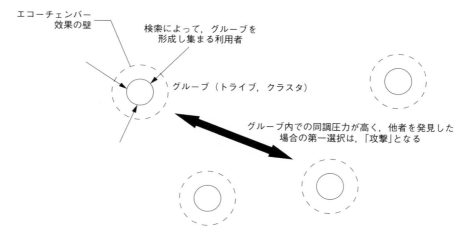

図 1-1　インターネット上のコミュニティの駆動のメカニズム (岡嶋, 2018)

力の欠如や鈍感さ（嘉嶋，2020）がさらに事態を助長し，深刻な事態を招くのである。

（3）インターネット上のトラブルを増悪させないために考えておきたいこと

　集団内の同調圧力は，個人に様々な影響を及ぼす。広くは，「世間体」などといった言葉で表現される暗黙のルールがあり，抗いがたい拘束力を持つ。視点を転じ，もっと個別具体的な例を挙げるのなら，出生前診断が無制限に普及することによって，妊婦に対する同調圧力が強まるかもしれないと懸念されている（例えば，山本，2021）。妊婦が，外圧によって，熟考することもなく出生前診断を受けるようになれば，関係者は事前に染色体異常の有無を知ることになり，本人や家族，地域社会などがこれを受けてどのように判断するかによっては，染色体異常を持って生まれた人への社会の不寛容につながる恐れがあるからである。同調圧力は，集団の構成メンバーの意識の持ち方一つで減らすことが可能である。加納（2020）は，閉鎖的で濃密な人間関係の中では，同調圧力による問題が起こりやすいとし，オープンなネットワーク環境の構築の重要性を指摘している。

　一方，確証バイアスは，本来，人が持っている自然な心の動きでもあるため，不適切に先鋭化させないための方策を考える必要がある。岩谷ら（2020）は，説明深度の錯覚（自分が持っていると予測する知識量が，実際に持っている知識量よりも高く見積もられる現象）が大きな者ほど，バイアスのかかった意思決定を行うこと，錯覚を自覚させた上で知識を提供することで，バイアスを抑制できることを見出している。この知見を援用するならば，自らを客観的に捉える目を養えるような心理教育プログラムがあれば，極端な意思決定をする前に踏みとどまる能力を高めることができよう。岩谷らの研究は，実験協力者間比較であるため，結論の汎用性には慎重になる必要があろうが，効果的なメディアリテラシー教育を考える上で，一石を投じるものと思われる。一方，木村（2020）は，メディア多様性（オフライン・オンライン問わずニュースや政治的情報に接触するためのメディアチャンネルがたくさんあること）が高いほど，エコーチェンバー度は下がることを見出している。上述の加納（2020）が指摘する，オープンなネットワーク環境を構築するためにも，子どもだけでなく大人たちも，多種多様なネットワークサービスやアナログメディアに触れ，適切な利用に関する知識を得る機会を設けることが重要であろう。一つの情報に多様なチャンネルからアクセスすれば，様々な意見に触れる

こととなり，多面的なものの捉え方が可能になる。そうすることで，自らの意見をバランスよく精査する自浄作用が働くのである。

　メディアリテラシー教育の大前提として，ある情報に接したとき，真偽を自分なりに確かめ，自分とは異なる意見も否定せずに検証してみる姿勢を持つこと，自分の発信が他者にどのように受け取られるのかに配慮できるだけのコミュニケーションスキルを向上させること，これらを啓発することは大切である。その上で，自分を客観的に捉えようと努力したり，様々なメディアに触れる機会を設けたりすることが，インターネット関連の諸問題を深刻化させないためのカギとなろう。時代に即したメディアリテラシー教育とは，どのようなものなのか。心理学や教育学，情報工学，法学など，様々な研究分野が知見を出し合い，協力して取り組むべき課題である。

●インターネット利用犯罪の現状と対応 ―特に福祉犯罪被害について―

(1) インターネット利用犯罪とは

　インターネット利用犯罪とは，インターネットを介して行われる非行・犯罪全般のことを言い，わいせつな画像などをインターネット上に流す行為から，出会い系サイト規制法違反に該当する勧誘行為，規制薬物や指定薬物の広告を出すこと，預貯金通帳の譲渡などの勧誘，不正アクセス行為など，非常に幅広い内容を含む。さらに，ここ数年は，新型コロナウイルス感染症の感染拡大に伴うテレワークの実施や，キャッシュレス決済の普及など，サイバー空間が日常の様々な活動を営む場となる中，新しいサイバー犯罪やサイバー攻撃も発生している（警察庁，2021a）。図1-2は，2020（令和2）年のインターネット利用犯罪の検挙状況である。警察

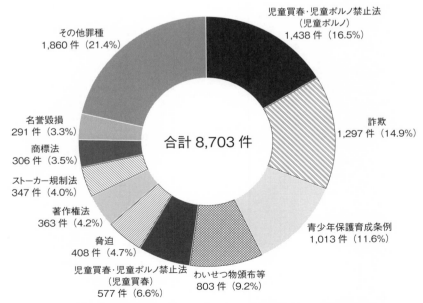

図1-2　2020年におけるインターネット利用犯罪の検挙状況
（「令和2年におけるサイバー空間をめぐる脅威の情勢等について」より）

が，児童ポルノ，青少年保護育成条例違反，わいせつ物頒布等，児童買春など，少年の福祉を害する犯罪の検挙に力を入れていることがよくわかる。

(2) インターネットに起因する福祉犯罪の現状

1）福祉犯罪とは　インターネット上のコミュニケーションがより手軽で身近になり，インターネット利用者も低年齢化した。2021（令和3）年度の，総務省による青少年のインターネット利用環境実態調査によると，10歳以上の小学生の6割強が，自分専用のスマートフォンを持っているという。それと並行して，福祉犯罪被害に関わる事案も目立つようになってきた。特に，自画撮り行為や児童ポルノ，児童買春など，子どもの福祉を害する犯罪を福祉犯罪という。インターネット上で個別のやり取りを通じて発生するため，周囲が気づきにくいが，被害当事者の心身に大きな影響を及ぼすことからも，重大な社会問題となっている。

　表1-3は，2011（平成23）年から2020（令和2）年までの，SNSに起因する事犯の被害児童数の推移を表したものである。平成15（2003）年の「インターネット異性紹介事業を利用して児童を誘引する行為の規制等に関する法律（いわゆる出会い系サイト規制法）」の制定と，2008（平成20）年の改正によって，出会い系サイトに起因する事犯は減少しているが，不適切なSNSの使用によって被害に遭う児童の数は，直近の10年で，ほぼ横ばい状態と言って良いだろう。

　2）福祉犯罪被害者の共通特性　福祉犯罪被害者に関する実証研究は，被害者学として，主に法律や社会福祉分野で扱われている以外，我が国ではまだほとんど行われていない。その中で，自分の下着姿や裸を撮影した自画撮り写真の送付経験者に関する研究をいくつか紹介しよう。

表1-3　SNSに起因する事犯の被害児童数の推移
（「令和2年における少年非行，児童虐待及び子供の性被害の状況」より）

区分＼年次		H23年	24年	25年	26年	27年	28年	29年	30年	R元年	2年	増減数	増減率
児童福祉法		38	32	22	54	48	43	33	27	28	31	3	10.7
青少年保護育成条例		637	596	678	711	699	662	702	749	844	738	▲106	▲12.6
児童買春・児童ポルノ禁止法	児童買春	176	182	226	260	359	425	447	399	428	311	▲117	▲27.3
	児童ポルノ	217	242	341	358	507	563	570	545	671	597	▲74	▲11.0
	小計	393	424	567	618	866	988	1,017	944	1,099	908	▲191	▲17.4
重要犯罪等	殺人	0	0	0	1	1	0	0	3	2	1	1	100.0
	強盗	0	2	1	0	1	0	0	2	0	1	1	-
	放火	0	0	0	0	0	0	0	0	0	0	0	-
	強制性交等	9	14	18	23	19	13	24	32	49	45	▲4	▲8.2
	略取誘拐	1	2	3	3	9	20	21	42	46	75	29	63.0
	人身売買	-	-	-	-	0	0	0	0	0	0	0	-
	強制わいせつ	7	6	4	11		10	16	12	15	19	4	26.7
	逮捕監禁	-	-	-	-	0	0	0	0	0	0	0	-
	小計	17	24	26	38	39	43	61	91	111	142	31	27.9
合計		1,085	1,076	1,293	1,421	1,652	1,736	1,813	1,811	2,082	1,819	▲263	▲12.6

注：重要犯罪とは，殺人，強盗，放火，強制性交等，略取誘拐・人身売買及び強制わいせつをいう。

　藤原ら（2019）は，全国の中高生相当年齢の女子 10,000 名に調査を実施し，自画撮り写真を相手から依頼され，送付した経験の有無による違いを検討した。その結果，送付経験のある者は，相手との年齢差が大きい・相手が恋人であった割合が高い・相手からの連絡が頻繁・相手との性的経験が多い・相手からのサポートが多い・相手への信頼が高い・自画撮り写真を送付することによって自分が被害に遭うかもしれないというリスク認知が低い・学校や職場での孤独感が高いという特徴を持つことが示された。また，一度自画撮り写真を送付すると，抵抗感が下がり，恋人の頼みに応じやすくなるともいわれている（藤原ら，2017）。原田（2019）は，自画撮り写真だけでなく，児童買春や強制性交などにつながる恐れのある JK ビジネスについても検討し，インターネット利用時間の上昇に伴い，自画撮り被害に遭う潜在的なリスクが高まること，周囲に自画撮り被害者や自画撮り写真送付経験者がいると，自らの写真を送付することや JK ビジネスで働くことへの抵抗感が低下することを見出している。小保方・無藤（2007）は，中学生女子を対象に，無非行群と，出会い系サイトのみ経験している群，飲酒・喫煙などの従来から見られる非行のみ経験している群，出会い系サイトも従来型非行もどちらも経験している群の 4 群間比較を行った。その結果，従来型非行経験群は，無非行群よりも，親子関係が親密ではなく，家庭の暴力が多く，親による監督が少ないこと，出会い系サイトのみ経験している群は，親子関係が良いわけではないが，親による監督は，無非行群と同等に行われていること，どちらも経験している群は，4 つの群の中で家庭の問題が最も大きいことが示された。また，この研究では，人数は少ないものの，出会い系サイトを利用し，実際に相手に会ったことのある者の特徴についても検討している。そして，出会い系サイトで出会った相手と実際に会った経験を持つ者は，友人にもそのような経験を持つ者が多く，友人に対して，「意見や好みがぶつからないように気をつける」などの関係性を維持するための気づかいをしやすいという特徴を持つことが示唆されている。

●福祉犯罪被害者への支援

　加害者となる少年にも，被害者となる少年にも，それ相応の理由があり，支援の対象となりうる。しかしながら，より心理臨床の場面で出会う可能性が高いのは，被害者の方であろう。この節では，特に福祉犯罪の被害者への支援について考えたい。

（1）支援の難しさ

　警察では，援助交際を求める等のインターネット上の不適切な書き込みを行った青少年に対して，指導を行うなどの取り組みを推進し，被害者の再被害の防止や立ち直り支援のため，少年補導職員らによる助言指導や被害者に対するカウンセリングなどの継続的な支援を行っている（岡田，2020）。しかしながら，自らの裸の写真を SNS のアカウントに掲載したケースなど，一定程度本人が自らの意思で行動している場合，少年にどのような働きかけをすれば問題性を理解させることができるのか，非常に悩ましいという声もある（岸野・庄山，2021）。筆者自身，性にまつわる問題を考える上で，「自分を大切にする」ということが，いかに今後の自分にとって重要なことであるかを，本人にわかってもらうことは，並大抵のことではないと痛感している。自分を大切にすることは，相手を大切にすることにもつながるため，被害者はもとより，加害者にとっても大切な視点となる。にもかかわらず，この話題は，最もクライエントが

話し合いたがらないテーマのように思われる。

　面接場面でのクライエントの様子をより具体的に理解するために，ある事例を提示しよう。内容は，本質を変えない範囲で，様々な事例を組み合わせて改変してある。

事例　ユミコ

　ユミコは 19 歳の女性である。両親ときょうだいの 4 人家族。大学入学後にできた交際相手 A の家に入り浸り，妊娠してしまう。中絶し，A とも別れ，しばらくは悲しんだり，自分を責めたり，抑うつ的な気分になったりし，自宅でおとなしく過ごすが，2 〜 3 か月もするとまた，SNS を通じて知り合った男性 B の元へ行って帰ってこなくなる。家に帰らない期間は，連絡はつくものの，居場所が全くわからず，両親は気が気ではない。2 回目の妊娠・中絶の後，別の男性 C との間でわいせつ画像のやり取りがあったことが発覚し，困った両親が面接者のもとに連れてきた。

　ユミコとは，週に 1 回 50 分の心理面接をすることにした。ユミコは，今まで付き合ってきた A や B との出会いから妊娠・中絶，別れまでを振り返り，「別に未練もない」と淡々としている。そして，一連の出来事によって心身に深い傷を負ったことよりも，次に同じことをしたら，また両親からきつく叱られることを非常に怖がっていた。それでも「自分は，男性の家に行くことをやめられない」と言うユミコに，面接者は，「同じことを繰り返していては，自分を大切にすることにならないように思う」と述べたが，ユミコは首をかしげて黙り込むのみであった。その後，キャンセルが続き，面接は中断となった。

　上記の事例を以下の 2 つの観点から考察したい。

1) すべて自らの意思で行動していること　ユミコは，騙されたわけではなく，すべて自らの意思で行動している。その意味で，ユミコが自分のことを被害者だとは認識していない可能性は十分にある。だからこそ，面接者の「自分を大切にすることにならない」という言葉が，ユミコには，むしろ，不可解で，自分の気持ちに沿わないうわべだけのものに映ったと推測される。

　このようなクライエントとの心理面接は，理想を言うならば，自らの行動の被害者性を認識してもらうことから始めねばならない。岸野・庄山（2021）が指摘する難しさは，ここに由来する。なぜなら，自分のことを被害者だとは思っていないクライエントにとって，被害者であることを理解してもらおうとする面接者の試み自体が，かなりの違和感を喚起させるであろうし，来談して面接を受けることの意義を見出しにくくさせるからである。その上，何とか面接が継続できたとしても，被害者であった自分と向き合うことは，大変な精神的苦痛と負担を伴う。こう考えると，ユミコが早々に面接を中断したのも，当然の流れと言えよう。

2) 両親に叱られること　ユミコは，両親に叱られることを何よりも恐れていた。それならば，もう二度と同じことを繰り返さないようにすれば良いのだが，ユミコは，男性の家に行き続ける自分を半ば当然のように受け入れていた。この，両親からの叱責を恐れつつも，自ら叱責される状況を作り出してしまうユミコの行動は，何を意味するのだろうか。筆者は，再接近期危機（Mahler et al., 1975）状況の反復強迫なのではないかと考えている。つまり，ユミコは，これまでの成育歴の中で，自らの意思で行動した後，ふと安心を求め，自分を肯定してくれるような関係性に戻りたいと思うたびごとに，実はその場所が用意されていないことに気

づかされるような，見捨てられ体験を繰り返してきたのではないだろうか。具体的にどのような出来事があったのかは不明だが，早期二者関係に起因するもろさを抱えているユミコは，常に，何をしても，そのままの自分で良いという確信が得られず，不安と孤独と自信のなさにさいなまれていたと推測される。AやBの家から帰ってこなかったのも，両親から得られなかった情緒的安定を代理的に求めただけでなく，AやBという大切な他者から離れると見捨てられ不安が喚起されるため，離れたくても離れられない関係性が構築されていたからだと考えられる。

(2) 支援者として心にとめておきたいこと

　効果的な支援をすることはとても難しい。加納（2020）は，インターネットを介した性被害事案は，被害者自らが，少なくともある段階までは，自分の意思で行動していることが事態をより複雑にするという。一見，本人の意思によって行動しているかのように見えるが，年齢が低いほど，本人の意思はいくらでも誘導が可能であり，加害者は，ソーシャルメディアを駆使して，容易に意思の誘導を行う。また，上述したユミコのように，被害者であるという認識がほとんどない場合もあろう。自分の行動のリスクを理解させるような心理教育が不可欠である。

　自画撮りなど，福祉犯罪の被害者は女子が多い。もともと女子は男子よりも共感性が高く，人間関係を大切にする傾向が強く，相手からの影響を受けやすいと言われる。藤原ら（2017）や原田（2019），小保方・無藤（2007）の研究成果からは，孤独感を癒し，家庭や親からは得られなかった安心感を求めて，相手男性を信頼し，関係継続のために意に沿う振る舞いをしようとする姿が見えるようである。金銭という対価の陰に隠れてしまってはいるが，彼女らが抱える寂しさや，「誰かに大切にしてほしい」という切実な願い，その願いが裏切られた悲しみを理解しようとする視線なしには，適切な支援はできないことを，私たちは肝に銘じておきたい。

●おわりに

　2019年に，文部科学省が打ち出した「GIGAスクール構想」により，小中学生に，一人1台タブレットが支給され，情報通信技術に関する教育が本格的に始まった。そんな今だからこそ，情報リテラシー教育の強化が必須である。インターネット上で起こりやすいエコーチェンバー効果を理解し，いかにバランスよく情報を利用するべきか，インターネットの功罪といったことを学ぶ教育が望まれる。インターネットを使うのはヒトである。使うヒトの心と資質と倫理観の向上が急務である。

　インターネットは，大変便利な道具である。しかし，ヒトがそれを手に入れてまだそれほど時間が経っていないこともあって，適切な使用方法が確立しているとは言いがたい。子ども時代にインターネットがなかった大人世代と，生まれた時からインターネットを享受している今の子どもたちとが混在する現在，インターネットに対する姿勢一つとっても千差万別であって当然である。その上，時々刻々と変化する情報通信関連情報について，なじみの薄い大人が，なじみの深い子どもに教育せねばならない。教育現場にある程度のノウハウが蓄積されるまでには，もうしばらく時間が必要だろう。

　もはや私たちの生活と切っても切り離せない関係にあるインターネットを適切に安全に使いこなすにはどうすれば良いのか，本章が，それを考えるきっかけとなれば良いと思う。

引用文献

土井隆義（2020）．ネット社会の関係病理―つながり依存といじめ問題―　こころの科学，*211*，20-25．

藤　桂・吉田富二雄（2009）．インターネット上での行動内容が社会性・攻撃性に及ぼす影響―ウェブログ・オンラインゲームの検討より―　社会心理学研究，*25*(2)，121-132．

藤原佑貴・宮寺貴之・久原恵理子（2017）．恋人等による自画撮り被害と関連する要因の検討　犯罪心理学研究特別号，*55*，190-191．

藤原佑貴・宮寺貴之・久原恵理子（2019）．なぜ彼女たちは裸の写真を送るのか―「自画撮り写真」を送付した児童としなかった児童の回答から―　日本心理学会第 83 回大会発表論文集，421．

原田知佳（2019）．自画撮り被害および JK ビジネスに対する中高生の意識―周囲の被害者・経験者の有無による影響―　犯罪心理学研究特別号，*57*，106-107．

橋元良明（2020）．子どものためのインターネットリテラシー　こころの科学，*211*，30-33．

岩谷舟真・本田秀仁・大瀧友里奈・植田一博（2020）．意思決定能力をブーストするための介入方法―説明深度の錯覚に注目して―　日本人工知能学会第 34 回大会論文集，1-3．

加納寛子（2014）．ネット上で心を開く子どもたち　児童心理，*68*(10)，810-814．

加納寛子（2020）．子どもたちがネット犯罪，ネットいじめにあわないために　こころの科学，*211*，56-60．

嘉嶋領子（2020）．スクールカウンセリングにみるインターネットの課題　こころの科学，*211*，70-73．

桂　瑠似（2018）．LINE の使用が社会関係資本及びレジリエンスに及ぼす影響の検討　情報メディア研究，*16*(1)，32-40．

警察庁（2021a）．令和 2 年におけるサイバー空間をめぐる脅威の情勢等について

警察庁（2021b）．令和 2 年における少年非行，児童虐待及び子供の性被害の状況

木村忠正（2020）．マスメディア社会からポリメディア社会へ―ポリメディア社会におけるエコーチェンバー―　マス・コミュニケーション研究，*97*，65-84．

岸野康隆・庄山浩司（2021）．ネット利用型性非行の法律的問題点と調査・審判における工夫・留意点　家庭の法と裁判，*32*，19-26．

Kraut, R., Kiesler, S., Boneva, B., Cummings, J., Helgeson, V., & Crawford, A.（2002）. Internet paradox revisited. *Journal of Social Issues, 58,* 49-74.

Mahler, M. S., Pine, F., & Bergman, A.（1975）. *The psychological birth of the human infant.* New York: Basic Books.

小保方晶子・無藤　隆（2007）．出会い系サイトなどを利用している中学生の特徴―従来からみられる非行傾向行為との比較―　犯罪心理学研究，*45*(2)，61-73．

岡田好史（2020）．インターネットに起因する福祉犯の現状と課題　青少年問題，*67*，26-33．

岡嶋裕史（2018）．社会基盤としてのインターネットが，現代社会にもたらした影響　コンテンツツーリズム学会論文集，*5*，70-78．

総務省（2021）．令和 3 年版情報通信白書

高比良美詠子・安藤玲子・坂元　章（2006）．縦断調査による因果関係の推定―インターネット使用と攻撃性の関係―　パーソナリティ研究，*15*(1)，87-102．

山本俊至（2021）．小児神経科医が知っておくべき出生前診断の現状　脳と発達，*53*，387-391．

2

攻撃行動と内的性質

●はじめに

　日本の犯罪動向を把握するためには，「犯罪白書」や「警察白書」,「子ども・若者白書」など
を参考にすることができる。特に，「犯罪白書」には，その時代のトピックスが副題に記載され
ている。2020（令和2）年版は，「薬物犯罪」として薬物に関する犯罪が副題として挙げられて
おり，高い水準で薬物犯罪者が検挙されていることが推察される。また，昭和30年代から平成
10年代までは，各種犯罪の現状や対策，処遇についてのトピックが多く列挙されているが，平
成20年代以降は再犯防止や社会復帰支援に関するトピックが増えている。これらの動向から，
日本の犯罪は，個別具体的な犯罪に対する対策や処遇から，再犯防止や復帰支援といった社会
的更生にまで視野を拡大していったと言える。

●攻撃行動のとらえかた

　時代の変遷により非行や犯罪の様態は常に変化しているが，非行少年や犯罪者の内的性質に
は一定の頑健性があると言える。内的性質の一つである攻撃性は，怒り尺度を始めとして，日
本版 Buss-Perry 攻撃性質問紙（安藤ら, 1999）など，尺度開発に際限はなく，常に新たな尺度
が開発し続けられている。例えば，大渕ら（1999）は，攻撃性の機能的側面に着目し，その内
的過程に関するモデルに基づいて機能的攻撃性尺度を作成している。内的過程に関するモデル
を攻撃動機づけの2過程モデル（Two process model of aggressive motivation: 図 2-1）と呼ぶ
が，このモデルは，攻撃行動が不快感情の表出という情動反応の側面と，目的達成の手段とい
う戦略行動の側面を併せ持つ行動であるという論点に立つ。情動反応の側面は，個人が不快情
動を経験すると自動的に攻撃の動機づけが発生するが，それは自己制御が困難であり，対象が
非限定的，問題解決に乏しいなど非機能的である点に特徴がある。一方で，戦略行動面は，攻
撃行動は不都合な社会的事態に遭遇した個人が事態を解決するために選択する戦略的行動とみ
なされる。この行動決定過程には，認知的決定過程として，事態の分析，解釈，予測といった
認知判断（一次的評価）と行動結果の予期に基づく行動制御（二次的評価）から成る。

　図 2-1 に記載した攻撃動機づけの2過程モデルでは，攻撃行動を社会的葛藤（他者との潜在
的・顕在的対立）に対する反応とみなす。社会的葛藤は，不快情動を喚起し，衝動的攻撃動機
を自動的に生み出すが，同時に，葛藤解決という目標達成に向けた行動決定過程の中で攻撃的
戦略の選択が検討される。この戦略的攻撃動機を形成する認知的決定過程に個人差が仮定され
る。この個人差には，どのような目標に対して，どのような場合に攻撃行動が有効かという個

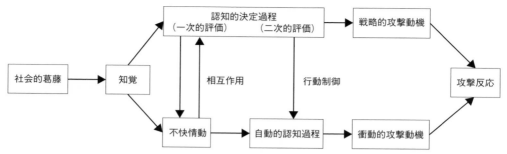

図 2-1　攻撃動機づけの 2 過程モデル（大渕ら, 1999 を一部改変）

人固有の知識や文化共通の知識が必要となるため，「防衛・回避（危害から身を守ったり，損害を回避するために攻撃行動を選択する）」，「影響・強制（他者の行動を抵抗があっても変化させるために攻撃行動を選択する）」，「制裁・報復（違反者を罰するためや，自分自身が被害者であるために公正回復を目的として攻撃行動を選択する）」，「同一性（評判や信用の形成と維持のために攻撃行動を選択する）」という 4 つの機能が想定される。大渕ら（1999）の開発した機能的攻撃性尺度は，この戦略的攻撃動機の個人差を測定することに着目している。

　大渕ら（1999）は，刑務所に入所している男性成人受刑者 79 名と少年鑑別所に入所している男子少年 137 名といった 2 つのデータセットにより機能的攻撃性尺度の妥当性と信頼性について検討した。その結果，男性受刑者，男子少年ともに機能的攻撃性尺度の信頼性は高く，暴力経験が多い受刑者が，暴力経験がない受刑者よりも，「影響・強制」，「制裁・報復」，「同一性」において，有意に得点が高いことを明らかにした。また，男子少年においても，「影響・強制」においては非暴力群よりも暴力群の方が有意に得点が高いことが示された。したがって，機能的攻撃性尺度により，犯罪者や非行少年の攻撃性の個人差は明らかであり，戦略的攻撃動機により攻撃行動を選択している受刑者が存在することが明らかとなった。

　その後，機能的攻撃性尺度においては，嶋田・遊間（2018）が家庭裁判所に所属している少年 382 名を対象として妥当性を再検討している。分析の結果，下位尺度は，大渕ら（1999）と同様に，「回避・防衛」，「影響・強制」，「制裁・報復」，「同一性」という 4 因子が検出された。また，「影響・強制」，「制裁・報復」，「同一性」において，非粗暴群よりも粗暴群の方が有意に得点が高くなるという同様の結果が示された。

　一方で，日本版 Buss-Perry 攻撃性質問紙を使用した研究もある。山脇・河野（2020）は，日本版 Buss-Perry 攻撃性質問紙を使用し，自閉スペクトラム症傾向の特徴が攻撃性を高めることにより粗暴行為（他者に対する「殴る」，「蹴る」といった暴力行為）を引き起こすのかを非行少年 257 名を対象に検討した。その結果，自閉スペクトラム症傾向の特徴の一つであるコミュニケーションの乏しさが攻撃性を高めることにより粗暴行為を引き起こすことが明らかとなった。つまり，コミュニケーションに困難を抱いている少年は，コミュニケーション能力の乏しさゆえに，本人の意図しないところで他者とのミスコミュニケーションが生じると，自分自身の意見を主張することが難しくなると言える。さらに，この状況で，自分自身の感情理解や伝達，自分自身の感情への着目が困難になると，他者との相互作用の中で自分自身の主張がうまく伝わらなくなり，自分自身を否定されたと感じ，否定した他者に対して敵意などの攻撃性が高まり，粗暴行為が表出すると示唆する。

　以上のように，非行少年や犯罪者の攻撃性といった内的性質は時代の変遷に関わらず，攻撃行動や粗暴行為を表出する一定の頑健性があると言える。しかしながら，内的性質が内包された攻撃行動としての発散プロセスについては，着目する側面により異なる。そこで，本章では，近年の日本の非行少年や犯罪者を対象とした研究により，彼らの攻撃行動について，いくつかの理論から検討していきたい。理論の検討においては，筆者が，攻撃行動の期間に着目した「一過性的攻撃行動」，「持続的攻撃行動」と，攻撃行動の促進要因に着目した「受動的攻撃行動」，「能動的攻撃行動」に分類した。

　なお，一般的に，攻撃行動とは，他者に対して苦痛や危害を与えることを意図して行われる行動と定義され，攻撃性は，この攻撃行動という反応を生み出す内的な心理過程であると示されている。本章では，粗暴行為や非行・犯罪を総括して攻撃行動と捉える。

●一過性的攻撃行動

(1)　二重のサークル・モデル（Dual circle model）

　まず，工藤・浅田（2017）の提案した二重のサークル・モデル（図2-2）から検討していく。二重のサークル・モデルとは，アタッチメント関係において恐れ（afraid）の低減を図れない際に，心的苦痛を和らげる方策を求めて非行・犯罪の輪に移行するというモデルである。この二重のサークル・モデルは，アタッチメント理論から派生したモデルである。アタッチメントとは，子どもが養育者に対して築く絆である。そのため，アタッチメントシステムは，危険やそのサインによる不安（anxiety）や驚き（alarm）といった「恐れの喚起」によって活性化され，アタッチメント行動が生起すると，直ちに養育者の養育行動が開始される。そして，その養育行動が適切であれば，子どもは安全（safety）と安心（security）を実感し，心的苦痛を低減させるため，アタッチメントシステムはその活性化を終了することになる。このようなアタッチメントが養育者と形成されると，子どもは外界への探索行動が可能となる。もし，探索行動の最中に恐れを感じた場合でも，アタッチメントを形成した養育者が逃げ帰る安全な避難所（save heaven）となる。つまり，アタッチメントを形成した養育者は，子どもにとって安心を得て探索に出かけることのできる安全基地（secure base）となる。アタッチメント理論において，幼少期からのアタッチメント経験が個人に内面化したものはアタッチメントスタイルと言われる。特に，自己観と他者観の組み合わせによって安定型（他者との親密な関係を心地よく感じ，自律性も維持できる），軽視型（他者の重要性を最小化し親密さを回避しようとする），とらわれ型（他者に依存的であり，親密な関係性にのめり込む），おそれ型（他者との親密な関係を求めるが，拒否されることを恐れるために，自ら親密な関係を拒む）の4つに分類される。

　二重のサークル・モデルは，性犯罪や暴力犯罪，薬物犯罪といった各種犯罪に汎用されている。二重のサークル・モデルでは，それぞれの逸脱行為が単なる反社会的な行為ではなく，恐れを和らげるためのアタッチメント行動（性犯罪，暴力犯罪），あるいはアタッチメント対象（薬物）として位置づけられている。例えば，暴力犯罪において，DV加害者は，軽視型ととらわれ型に該当する。軽視型では，暴力は，潜在的に恐れをもたらす葛藤から距離を置くための機能を果たすため，このタイプの男性は，口論によって女性を統制し，距離をとろうとする。一方で，とらわれ型では，相手が離れることが恐れを引き起こすため，このタイプに分類され

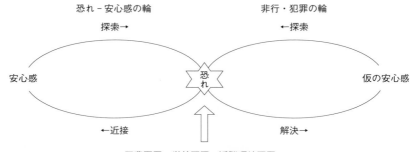

図 2-2　二重のサークル・モデル（工藤・浅田, 2017）

る男性は，相手に近づくために暴力を使用する。そのため，タイプは異なるが，DV 加害者にとって暴力は，恐れを和らげるためのアタッチメント行動として解釈される。つまり，アタッチメント関係において，恐れの低減が図れないときに，蓄積する心的苦痛を和らげる方策を求めて，非行・犯罪の輪に移行する。

　ただし，二重のサークル・モデルは，恐れのみが非行や犯罪の原因ではなく，近隣環境の要因や家庭環境の要因など，他のリスク要因との相互作用によって非行・犯罪の輪に移行すると指摘されている。また，個人差の観点から，このモデルには，発達モデルと発生モデルの２つが想定されている。発達モデルでは，虐待などにより恐れ・安心感の輪が機能しないことが第一段階であり，恐れやそれによる苦痛を静める方略が内在化できないまま他のリスク要因と相互作用することを第二段階に据え，非行・犯罪の輪への移行を第三段階とする。一方で，発生モデルは，安定している関係性の中で問題が生じることを第一段階とする。第二段階では，安定を改善しようとするがこれまでの方略では対処できず，犯罪傾向が賦活することや犯罪に関する仲間に関わることで解決しようとする。そして，心理的苦痛を取り除き，和らげる手段として非行や犯罪に至る行為が駆り立てられる（第三段階）。特に軽視型は，他者や社会への不信から，親密さを欠いた挑発的，攻撃的行動を行う。したがって，二重のサークル・モデルでは，攻撃行動は，アタッチメント関係の中で発生した恐れ（afraid）の低減を図れない際に，心的苦痛を和らげる方策として選択される。

　しかしながら，これらのモデルが常態化しているのか単発で生じるのかについては，幼少期からの不適切な養育やアタッチメントの不具合などからの影響を受ける。発生モデルが単発で生じる場合は，犯罪発達類型理論の青年期限定型の特徴に当てはまる。

(2) 犯罪発達類型理論（Developmental taxonomy）

　T. E. Moffitt の犯罪発達類型理論では，非行や犯罪を行う人々を生涯持続型（life-course-persistent）と青年期限定型（adolescence-limited）に区分する。生涯持続型とは，生涯にわたり，比較的高頻度に反社会的な行動を繰り返す人々を示す。出生前後に生じた微細な神経心理学的な問題により，乳幼児期から扱いにくい統制困難な行動傾向が発現し，そうした問題傾向に養育者がうまく対応できずに高圧的に接することで，攻撃性や妄想的解釈をする（人の言動に悪意があると解釈する）認知的傾向を高め，反社会性が形成される。神経心理学的な問題と

は，子どもの頃からの活動水準，情動反応，言語能力，衝動性のコントロール，注意，学習能力，記憶，推論などの認知能力における広範な問題のことをいう。また，脳微細損傷や中枢神経系になんらかの障害が想定される注意欠如・多動症に類した臨床像も想定されている。そのため，生涯持続型では，そうした問題を持つ子どもが，家庭や学校といった本人を取り囲む社会環境で不調和を生じ，過活動，自己統制力の乏しさ，低い認知能力といった資質面の問題を改善できないまま反社会的行動を繰り返すようになる。こうした人々は，認知機能や対人関係が劣るために社会適応が悪く，遵法的な集団から阻害されて，非行集団を形成し，さらに犯罪性を深めていく。また，この群の多くは男性であり，あらゆる形態の逸脱行動を行うが，特に暴力的な犯罪が多いのが特徴である。

　一方で，青年期限定型とは，それまで特に問題行動を示さなかった人々が，青年期において一時的に逸脱行動を示すが，成人になると逸脱行動をやめて，遵法的なライフスタイルに従うようになるタイプである。青年期に非行を示す人々のほとんどがこの青年期限定型に属する。男女差は少なく，知的・身体的にもおおむね成熟している。このタイプでは，生物学的な成熟と社会的成熟のギャップから生じる緊張やストレスを解放するために非行を行う。また，非行は，生涯持続型の人々の行為を観察学習によって模倣したものであり，青年期を経過し生物学的に成熟すれば，この緊張やストレスから解放されるため，いずれ逸脱行動をしなくなる。

　以上が，犯罪発達類型理論であるが，これらの犯罪類型が現代の非行少年に適応可能であるかについては明らかではない。そこで，小板ら（2021）は，少年鑑別所入所少年を2つの犯罪発達類型に分類可能なのか，分類された2群の間に質的・量的差異を確認することができるのかなどについて検討し，犯罪発達類型論の妥当性を明らかにした。2,070名の鑑別所入所中の男子少年を対象に検討した結果，少年鑑別所入所少年を生涯持続型と青年期限定型に分類可能であることが明らかとなった。また，分類された2群の間に質的・量的差異があることも確認された。特に，青年期限定型においては，不良仲間の行動様式の模倣と年齢が高くなるほど再非行しなくなるという年齢の効果が認められた。

　加えて，犯罪発達類型論は，青年期になると犯罪が増加することを示した他の同様の理論よりも頑健であることがわかっている。犯罪発達類型論と犯罪に関する一般理論（GTC：General Theory of Crime）を検証した森・津富（2007）は，以下のような指摘をしている。GTCは，犯罪発達類型論と同様に，犯罪性を想定している。犯罪性とは，個人が犯罪行為を行う潜在的な傾向であり，その傾向は個人によって異なるとされる。つまり，人には犯罪に及ぶ傾向の高い者もいれば低い者もおり，その傾向の高さに応じて犯罪が生じるということである。犯罪性の高い者は早期から犯罪に及び，青年期に至って犯罪性の高さがピークになる頃には多数の犯罪を繰り返している。一方，犯罪性の低い者は，犯罪性の上昇が始まり，青年期に犯罪性がピークを迎えても，警察などの捜査機関に認知されるほどの犯罪にまでは至らず，生涯にわたって特段の犯罪を起こすことなく経過する。この理論では，犯罪性を長期的な結果を考えずに短期的な満足を追求する個人の行動傾向と定義し，自己統制力の低い人々はそうした傾向が強く，犯罪を誘発するような機会に接した際には犯罪を起こしやすいと考える。つまり，GTCは，セルフコントロール（セルフコントロールの低い人々が犯罪を実施する傾向が高い）に着目した理論である。犯罪発達類型論とGTCの差異は，犯罪発達類型論では青年期のみが犯罪性が高くなるのに対して，GTCでは，青年期に関わらず一貫して犯罪性が高いということである。これら2つの理論の差異について，森・津富（2007）は，少年鑑別所入所者591

名の犯罪性の加齢による変化について検討した。その結果，犯罪発達類型論の方が GTC より
も加齢の変化のデータと合致していることが明らかとなった。つまり，GTC が示すように犯
罪性の個人差は想定されるが，青年期においては，青年期限定型のように非行や犯罪が不良仲
間の行動様式の模倣と青年期特有の緊張やストレスによる一過性なものであることを示す。

(3) 青年期ドルドラム（Adolescent doldrums）

　一方で，青年期の犯罪を青年期特有の発達課題の問題として捉える立場もある。辻井・中島
（1995）によると，D. W. Winnicott は一連の研究において，青年期の「確立された自己の同一性
もなく，また，幼児期より培った僅かな独自の自己同一性を失わずに両親像に同一化する能力
もまだできていない心的状況」といった抑うつ的で無気力な状態を青年期ドルドラムとして定
義した。Winnicott は，こうした青年期ドルドラムの状態では，「自分のなさ」といった感覚が
深刻となるが，かといって偽りの解決には耐えられず，依存を満たしそうなところで反抗した
り，繰り返し社会に対して反発するという。そして，青年期の反社会的行動は，拠り所のなさ
を感じている青年が自らのドルドラムを乗り越えようと実在感・現実感を感じるための試みと
され，両親や大人への攻撃的な言動は，精神と身体を結びつけ，自己の実存感を確かめようと
する試みとして位置づけるという。さらに，ドルドラム状況を内的に処理することができず，
空しさや淋しさをじっくり体験できないことが逸脱行動に結びつくため，青年期の逸脱行動の
背景には対象像（両親像）の曖昧さや不統合が存在しているとされる。

　このような青年期ドルドラムを非行少年が経験しているのかについて，辻井・中島（1995）
は，少年鑑別所入所中の男女 115 名を対象として検討した。その結果，男子よりも女子の方が
抑うつ的で孤独感や絶望感が強いため，ドルドラムに近い状態であることが明らかとなった。
女子非行少年は，子どもの独自の自己形成を阻害するような両親からの働きかけがあり，こう
した脅かされるような体験に対する反発として，親や周囲の親代理人物などに対し，過剰反抗
を生じている可能性があると示唆される。特に，母親の操作的・侵入的なイメージ，つまり男
根的母親の側面が強く機能するあまり，母親からの愛情供給的な側面を認めることができない
ゆえに，母親像が一面的なものとなり，母親からの情緒的働きかけが抑うつ感の低減など，内
面の安定化に寄与しないという現象が生じているという。また，このような母親像を情緒的に
受け入れていくことができないため，青年期の対象関係の再編成に当たって，母親への同一
化がスムーズにいかず，幼児期の対象関係を放棄して新たな対象関係を形成することにも困難
が生じるとする。その結果，自己形成にも混乱が生じて，さらに深刻なドルドラム状況に陥る
という悪循環が生じる。一方で，男子非行少年においては，女子のようなドルドラム状況は明
らかにされなかった。しかし，内的な心理状態に整合性を欠き，時間感覚や現実感覚の弱い状
態であることが示唆された。また，愛情供給の乏しい両親像を形成しており，愛情剥奪を経験
している状態にあることが明らかとなった。特に，父親との関係性においては，愛情供給的な
父親像が孤独感や不安を高めているという結果となった。つまり，男子非行少年においては，
父親から保護されるような安定した関係を結ぶ機会に乏しく，父親を理想化していくことが困
難な状態にあり，また，母親からの愛情供給も希薄といった愛情剥離状態となっているのであ
る。そのため，身近な同性同輩者に支えられることで青年期を乗り越えようとし，仲間を過大
に理想化し，結びつきを求めようとする構えが強まる。また，このような形で形成された青年
期の自己は非常に不安定なものであるため，父親からの接近が愛情供給的な関わり方であって

も，自己の独自性を脅かし不安を喚起するものと判断される。そのため，現実の父親や父親の代理人物と情緒的関わりが持てず，結果として，反発や反抗を繰り返す。したがって，辻井・中島（1995）は，発達早期の発達促進的環境の剥奪が非行の発生に深く関連していること，特に青年期ではドルドラムと呼ばれる心的状態の体験と両親像への同一化過程が非行と深く関わっていると述べている。

　二重のサークル・モデル，犯罪発達類型理論の青年期限定型，青年期ドルドラムという観点から，特に，青年期における非行は，一時的な攻撃行動として捉えることができる。つまり，青年期における非行少年の攻撃行動は，青年期特有の生物学的な成熟と社会的成熟のギャップによる緊張感やストレス，恐れを起因として生じる抑うつ状態や無気力さを解消するために，非行集団や非行仲間から学習した反社会的な行為により一時的に発散される行動と言える。また，青年期特有の心的状態と両親像との不一致が攻撃行動を引き起こす原因の一つにもなっていると考えられる。ただし，加齢とともに徐々にこのような傾向は減少し，多くが再非行せずに社会の中で適応的に生きていくことができる。このような状況は，非行少年に対する社会内処遇や再非行防止を重視する近年の犯罪動向からもうかがえる。したがって，非行少年の攻撃行動は，青年期特有の内的性質による一時的な行動と言える。

●持続的攻撃行動

(1)　DBD マーチ（Disruptive Behavior Disorder マーチ）

　発達類型理論の生涯持続型のように，一生涯，犯罪を繰り返す人々も存在する。その一つの特徴が上述した神経心理学的な問題である。持続的攻撃行動では，神経心理学的な問題を特徴とする DBD マーチ（図 2-3）を取り上げる。

　DBD マーチとは，注意欠如・多動症（ADHD）を起点として，反抗挑発症や素行症，反社会性パーソナリティ障害を位置づける概念である（齋藤，2008; 齋藤・原田，1999; 次章も参照）。DBD マーチの起点となる ADHD は，不注意・多動性・衝動性を三特徴とする障害で，障害を構成する主な症状によって，不注意優勢型，多動性−衝動性優勢型，混合型の三病型に分類される。反社会的行動との関連では，「多動性」と「衝動性」が高いことが有意なリスクファクターとされる。特に，青年期まで症状が残る ADHD の場合，将来，反抗挑発症（Oppositional defiant disorder）や物質関連障害などに発展する危険性が高い。また，学習障害などと合併しているケースでは，薬物依存や犯罪発生率が ADHD 単独よりも高くなることも示されている。

　ADHD の一部の人々から発症する反抗挑発症は，怒りっぽく，権威のある人物や大人と口論になり，挑発的な行動を持続させ，執拗に仕返しを繰り返す特徴のある障害である。特に，よく知っている大人や仲間との対人関係の中で示され，自らの行動を周囲の理不尽な要求や状況に対する反応であると正当化する傾向がある。保護者による一貫性のない養育やネグレクトが原因の１つであるとされている。DBD マーチに従うと，反抗挑発症の一部は，素行症（Conduct disorder）に移行する。素行症は，いじめや脅迫行為，強姦，武器を使用した重大な身体的攻撃，動物に対する残虐行為，故意による建物などへの放火や破壊，窃盗，虚偽などを引き起こす特徴がある。ICD-10 では行為障害，DSM-5 では素行症と明記されている。素行症は，重大犯罪に結びつきやすく，固定的で変化が乏しい性格傾向として非行領域において注目を集めている（森ら，2014）。素行症によって引き起こされる種々の反社会的行動は，退学や頻繁な

転職，望まない妊娠，場合によっては，事件を起こし，逮捕・拘留といった結果につながる。素行症の一部がさらに犯罪性を強めると，反社会性パーソナリティ障害（Antisocial personality disorder）となる。反社会性パーソナリティ障害は，法や倫理に適った行動をとらず，自己中心的で他者への配慮を欠き，他者を平気で騙す等の虚偽を行う。

　DBD マーチに即す ADHD の子どもは，その特徴から，幼少期より散々叱られる経験をしてきているため自信を喪失していることが多く，中には学童期になって強い攻撃性を示す子どもがいる。そのような一部の子どもたちには，反抗挑発症の診断がなされる。その中で，青年期に家庭以外の世界に社会化した子どもの一部が集団あるいは単独で非行を反復的・持続的に示すようになって素行症と診断される。多くは青年期の間に落ち着き非行は減少していくが，一部は非行をやめることができないまま青年期以降に反社会性パーソナリティ障害と診断される。このように，ADHD を起点として加齢とともに診断名が変遷していくプロセスが DBD マーチの特徴である。DBD マーチを停止させるための重要な臨界点は，反抗挑発症と言われている。

　DBD マーチが支持されるのかを検討するために，渕上（2007）は，少年鑑別所入所者 1,842 名を対象に質問紙調査を実施した。その結果，DBD マーチは支持され，ADHD 傾向から反抗挑発症，素行症といったプロセスが確立されることが明らかとなった。さらに，渕上（2010）は，すべての発達障害者が非行に至るわけではないとの観点から，発達障害であるゆえに虐待を受けている可能性が高いと仮定し，発達障害と虐待経験によって DBD マーチが遂行されるというプロセスを検討した。少年鑑別所入所者 1,842 名を対象に質問紙調査により検討した結果，小学生時に反抗挑発症傾向が強いほど，家族からの暴力やネグレクトといった不適切な養育を経験していることが明らかとなった。また，不適切養育経験が素行障害傾向を高めるという因果連鎖も明らかにした。さらに，不適切な養育を受けたとしても，すべての子どもが非行を選択するわけではないことから，非行を抑制する要因（非行を回避したり，トラブルにならないように配慮するなど）についても検討した。その結果，不適切養育と非行抑制傾向をモデルに想定すると，反抗挑発症から素行症の因果プロセスは消失した。つまり，養育環境や非行の抑制要因に介入すると DBD マーチは抑制されることが明らかとなった。

　以上から，生涯にわたり，比較的高頻度に反社会的な行動を繰り返す生涯持続型や DBD マーチは，神経心理学的な問題から，持続的攻撃行動の発生機序を説明する理論と言える。ただ

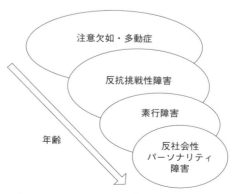

図 2-3　年齢による障害の変遷（齋藤ら，1999）

し，生涯持続的に非行や犯罪を行う可能性があったとしても，青年期の適切な介入によって攻撃行動を抑制できる可能性については留意しておく。

●受動的攻撃行動

これまで，一過性的攻撃行動と持続的攻撃行動の観点から，非行少年の攻撃行動について捉えてきた。しかし，従来の非行・犯罪理論では，非行少年をアノミー状況や非行副次文化といった経済的貧困や幼少期の愛情不足といった外在的な原因から非行化する受身的な少年として捉えていた。社会解体理論（Social disorganization theory）から派生したシステミック・モデル（Systemic model）においても，非行少年の受動的な攻撃行動について示唆されている。

(1) システミック・モデル（Systemic model）

システミック・モデルの源流となる社会解体理論（Social disorganization theory）では，急激に進む産業化や都市化に伴って特定の地域に生じた貧困，居住者の不安定性，母子（父子）家庭，民族的異質性などに着目している。そして，社会構造に起因する諸要素によって，特定の地域で犯罪に対する社会的統制の弱体化が生じ，結果として犯罪多発地区が生まれると提唱する。社会解体理論から派生したシステミック・モデル（Systemic model）は，友好的で緊密な地域住民同士の絆とフォーマル／インフォーマルな組織的絆を主な要素とする地域ネットワークに焦点を当てることによって，地域社会の社会的構成を捉えようとした。竹中（2009）によると，システミック・モデルでは，地域社会の人口規模や人口密度などを独立変数に設定し，その中でも特に居住年数の長さが従属変数としての地域社会に対する地域住民の態度と感情に影響を与える中心的要因であると結論づける。さらに，地域社会内の親類・友人・知人の割合などによって地域住民同士の絆の友好性・緊密性を測定し，各種の地域組織活動への参加の程度などによって地域ネットワークを測定し（媒介変数：地域の社会的ボンド），地域ネットワークが友好的かつ緊密なものであれば，地域社会への帰属意識，地域社会問題に対する興味・関心，地域社会への愛着がより強くなると示唆する。これらシステミック・モデルを細井ら（1997）は，図2-4のように図示している。

小林・鈴木（2001）は，地域住民の流動性の高さが地域の非行少年の発生に及ぼす影響について検討するために，システミック・モデルに基づいて図2-5のような検討モデルを設定した。このモデルでは，転勤等で住民の流動性の激しい新興住宅街などでは，地域の防犯活動や

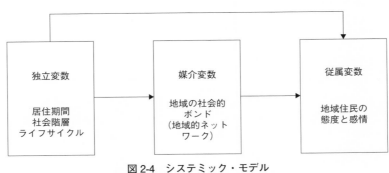

図2-4　システミック・モデル
（細井ら，1994 を一部改変）

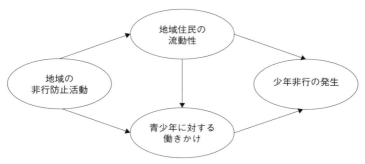

図 2-5　検討モデル（小林ら，2001）

非行防止活動が低調となり，犯罪や非行の発生が多くなりやすいため，地域住民の流動性を独立変数とした。媒介変数は，地域住民の非行防止活動への参加と青少年に対する働きかけが設定された。地域住民の非行防止活動への参加とは，自然体験活動やボランティア活動などの健全育成活動に対して，青少年やその保護者などが参加し，また，環境浄化活動や街頭補導活動に対して，地域住民が参加するものであり，多くの参加を得ることで，地域の非行抑制機能を高めることが期待されている。このような地域の組織的な活動への関わりと異なって，地域の青少年が人に迷惑をかけることをしていたら大人が注意することや，道で会ったら言葉をかけたりするような働きかけを青少年に対するインフォーマルな働きかけとしている。これらの媒介変数が従属変数の少年非行の発生に影響を及ぼしていると想定する。つまり，非行防止活動の活動水準が高い地域ほど少年非行の発生が少なく，さらに，青少年に対する地域住民のインフォーマルな働きかけの多い地域ほど少年非行の発生が少ないと予測される。小林・鈴木（2001）は，以上のモデルを検討し，地域住民の流動性が高くなるほど，地域住民の非行防止活動に対する参加や青少年に対する働きかけが低下し，そのために中学生の非行が多く発生するという連鎖的な関連を明らかにした。ただし，地域住民の流動性の高い地域でも，活動運営の仕方次第では，地域の非行防止活動や青少年健全育成活動の活動水準を高め，青少年に対する地域住民のインフォーマルな働きかけを高めることができる余地があることを示唆している。

●能動的攻撃行動

　システミック・モデルが非行を少年の環境による受動的な攻撃行動とする一方で，能動的な攻撃行動として，少年が自主的に非行を選択するとの理論もある。ここでは，自己呈示理論，分化的強化理論，社会的コントロール理論，拒絶・同一化モデルを挙げる。

（1）自己呈示理論（Self-presentation）

　非行少年を「能動的な非行少年」として捉えているのが自己呈示理論を提唱した國吉（1997）である。非行少年の中には，刺激や快楽の追求行動としての非行や，自分なりの利得損失を計算した上での合理的な選択としての非行，自分の有能さを感じたり自尊感情を得るための非行，他者の賞賛を得るための自己呈示としての非行のように能動的に非行を選択する少年も存在する。國吉（1997）は，このような少年を「能動的な非行少年」として捉えた。能動的な非行少年は，自分の強さや男らしさを見せつけるために暴力や非行に走るため，他者に抱かれる

自分の印象をコントロール，もしくは操作する自己呈示行動を選択しやすい。

　國吉（1997）は，自分自身の評価やメンツなど，他者に与える自分の「印象」の問題が顕在化してくる印象危機場面（人前で批判されたり侮辱されたりして「弱い」「無能」などのネガティブな印象を他者に与えしまいかねないような場面）における非行少年の自己呈示行動の特徴を探るために，傷害や恐喝の粗暴犯と暴走族といった交通事犯10名を非行群，非行経験のない10名を無非行群として構造化面接を実施した。その結果，非行群は，無非行群に比べて，仲間からの印象を意識しがちであることを明らかにした。また，仲間からの印象を意識した後には，粗暴・非行に発展することも明らかとなった。特に，印象危機場面において「仲間と相談する」という行動は，仲間に与える印象が強く意識され，仲間同士で去勢を張り合う場面となり，攻撃的な対処方略を取りがちになることも示された。さらに，非行群は，「強い自分を見せたい」，「弱気な自分を見せたくない」など，虚勢を張って自分を見せようとする傾向にあることが示された。以上から，印象危機場面において，非行少年は，「強い自分を見せたい」，「弱気な自分を見せたくない」など，虚勢を張った自己呈示目標を抱きがちであること，また，仲間が抱くであろう自分の印象を操作するために，自らの評判を守ろうと動機づけられ，粗暴・非行という形の自己呈示行動に走りがちであることが示された。このような結果になった一つの解釈として，國吉（1997）は，非行少年の認知構造について言及している。非行少年は，「強い自分」を演出することと「喧嘩する」という行動が，認知構造の中で短絡的に結びついているため，非行群は，粗暴・非行という形で自己呈示行動を行うと示す。また，粗暴・非行をうまく遂行できるという自信から，粗暴・非行を実行するとも示唆した。いずれにせよ，非行少年は，「仲間」との関係性を重視している。仲間から排斥されないためには，仲間内の規範や価値観を優先させることが必要となるため，それが一般から逸脱したものであっても，彼らは無批判にその規範・価値観に準拠しがちな行動を遂行すると考えられる。そのため，非行少年は，仲間が存在する印象危機場面で，仲間内の声明を高めるように，あるいは仲間に排斥されないように，仲間に抱かれる印象を意識していると言える。

　加えて，國吉（2015）では，1997年に提唱した自己呈示理論を質問紙調査によって，非行少年194名を対象に追試した。おおむね，再現性は確認され，追加結果として，非行少年は自己呈示を向ける対象として仲間や相手を意識しがちである一方で，それ以外の周囲の人々を意識していないことが明らかとなった。つまり，非行少年は，不良仲間の視線の存在から不良仲間内の価値観への意識が喚起されるとともに，仲間に与える印象の問題が意識化される。そのため，印象危機に敏感となり，仲間内の価値観に沿う形の不良っぽさを目立たせるような自己呈示が動機づけられ，粗暴な振る舞いに走りがちになると解釈される。つまり，周囲の一般的な人々を意識していないからこそ，社会的に受け入れられないような粗暴・非行を行うと言える。

(2) 分化的強化理論（Differential reinforcement theory）

　分化的強化理論とは，非行仲間との接触を通して，非行を学習したり，強化することを示した理論である。斉藤（2002）によると，分化的強化理論は，Sutherlandの分化的接触理論（Differential association theory：非行や犯罪は，様々な集団や個人との接触の中で学習される）を継承したBurgess & Akersによって提唱された理論であり，オペラント条件づけの概念を導入していると示されている。

　斉藤（2002）は，非行少年555名のデータから，分化的強化理論に基づいて，非行的な仲間

と接触した個人は，彼らとの相互作用を通じ，あるいは彼らの行動や態度を観察することを通じて，非行を行うことで報酬を得て欲求が満たされることを学習する正の強化を見出した。また，非行を差し控えた場合に受けるであろう罰を回避する負の強化についても示唆した。つまり，非行は，非行的な仲間集団を基盤とした非行に対する正の強化（名声や称賛等の仲間からの報酬が非行行動への欲求を生じさせる）と負の強化（非行行動を差し控えた場合に仲間から受けるであろう，非難や冷笑や制裁等の罰を回避しようとする）によって条件づけられることを示した。特に，強い動機や衝動を必要とし，常習性を特徴とする非行は，これらの分化的強化のメカニズムが強く作用することで維持されると示唆している。また，凝集性の高い集団では正の強化因子が働き，低い集団では負の強化因子が働いて非行が促進されることも明らかにした。

（3） 社会的コントロール理論 （Social control theory）

　T. Hirschi の社会的コントロール理論について，林（1989）を参考に説明する。社会的コントロール理論では，犯罪・非行の発生原因はそれを抑制している統制要因の脆弱化や欠如にあり，犯罪・非行を有効に抑制するためには，その統制要因を強化することが重要であると考える。つまり，「なぜ人は犯罪をするのか」ではなく，「なぜ人は犯罪をしないのか（なぜ人は社会的規範に従うのか）」という観点から，犯罪・非行の発生の原因とその抑制方法を探る。また，統制要因は個人内過程から社会構造に至るまで様々なレベルに見出すことができるという考え方から，個人が集団に所属し，集団成員や集団規範とのつながりができあがることによって犯罪・非行が抑制されると考えた。このようなつながりを「社会的絆（social bond）」という。つまり，社会的コントロール理論では，犯罪・非行を犯さないのは人と周りの社会的絆が強いからであると考え，その絆を強化するものとして，家族，学校，友人，社会的規範などの社会化のエージェントを挙げている。具体的には，愛着（attachment：両親，先生，友人など少年の成長過程で大切な人たちに対して抱く愛情や尊敬の念によってできあがる絆），慣習的活動（involvement：少年が合法的，伝統的な活動や生活に関わる時間や機会が多くなれば，犯罪・非行に関わる時間や機会が少なくなること），法的信念（belief：法的価値や社会規範の正当性に対する信念や信頼性を持っていることを意味する。法を執行する警察官や校則を適用する先生などを尊敬すべきであるかどうか，社会規範を守るべきであるかどうかについての信念も意味する），将来の抱負（commitment：少年は遵法的に行動し，充実した生活を送ることの利害損失及び犯罪・非行に伴うコストやリスクを考慮し，自分の将来性を追求したり，より高い教育を受けようとする抱負を持っていることを意味する）である。これら4つの社会的絆は社会化を通して，社会規範への同調メカニズムを形成し，少年の行動が遵法であるかどうかに重要な役割を果たす。

　林（1989）は，社会的コントロール理論が日本において適用可能であるのか（調査1），また，一般少年と非行少年の社会的絆に差異があるのか（調査2）について検討した。調査1では，大学生を対象として検討した結果，慣習的活動の少なさが非行少年の不良行為（親や先生に隠れてお酒を飲むなど）や違反行為（暴走族や非行グループに所属したことがあるなど）に影響を与えていることが示された。調査2では，一般少年の方が非行少年よりも強い社会的絆を持っていることが明らかとなった。したがって，日本においても社会的コントロール理論の考え方は支持され，一般少年の方が社会的絆を形成していることから，「なぜ人は犯罪をしないの

か」については，社会的絆の影響があることが示された。

(4) 拒絶・同一化モデル（Rejection-identification model）

　最後に，中川ら（2019）を参考に N. R. Branscombe たちの拒絶・同一化モデルについて紹介する。拒絶・同一化モデルとは，特定の集団やマイノリティに属しているという理由で差別的な扱いを受けた者は，自尊心のような心理的 well-being を保護するために，内集団への同一化を高めるというモデルである。つまり，マイノリティ集団の一員であるという理由で差別的な扱いを受けると，むしろ集団同一化が強まる可能性があることを示す。この理論に基づくと，非行集団に所属しているという理由で差別を受ける少年は，非行集団への同一化が高まると予測される。ただし，集団境界透過性（permeability of group boundaries：以下，透過性と表記）を強く知覚する少年とそうでない少年では，非行集団への同一化に違いがあると言われている。集団境界透過性とは，個人が社会的カテゴリー間を移行可能であると期待する程度のことである。つまり，高い透過性を知覚する少年は非行集団とは別の集団へ移行が可能であり，所属集団に固執する必要がないため，非行集団への同一化は弱い。しかし，透過性が低いと知覚している少年は，非行集団が唯一の所属集団となっているため，所属集団の地位向上や改善を目指す集合的方略を採用する。ここでの集合的方略とは，集団自体の地位を向上させるために集団貢献的に振る舞い，これにより内集団成員からの受容を図ることを示す（例：仲間に対して好意や信頼，仲間意識を示すこと）。

　中川ら（2019）は，拒絶・同一化モデルに基づいて，非行少年がなぜ非行集団に同一化するのかについて検討した。具体的には，非行集団に所属していることで差別を受けた少年の中でも，透過性が弱い（強い）少年は，強い（弱い）少年よりも非行集団への同一化が強い（弱い）だろうという仮説を検討した。つまり，拒絶・同一化モデルに基づくと，非行集団に所属する少年が差別的な扱いを受けると，心理的苦痛を緩和するために集団同一化を強める。しかし，非行集団に所属していることで差別的な扱いを受けても他集団へ移動できると透過性を強く知覚している少年は，差別的扱いから生じる心理的苦痛を集団移行によって回避できるため，非行集団への同一化が弱まる。その一方，透過性知覚が弱い少年は，非行集団が唯一の居場所であるため，差別的扱いから生じる心理的苦痛を回避するために，非行集団への同一化を高めると予測された。以上を検討するために，少年鑑別所に入所している 96 名を分析対象とした。その結果，非行集団に所属していることで差別的な扱いを受けた場合，これにより引き起こされる自尊心低下のようなネガティブな心理状態を回避するために，集団成員としての自覚である「認知的同一化」を高めることが明らかとなった。また，教師や警察のような権威から差別を受けたと感じていて，非行集団に所属する友人以外に付き合える仲間がいないと認識している少年（非透過群）は，そうでない少年（透過群）よりも集団成員としての認知的同一化が強くなる傾向も示された。しかし，差別を受けていたとしても，非行仲間以外に付き合える仲間がいる場合は，その集団へ移動することによって，心理的苦痛を回避することが可能となるため，非行集団への同一化が弱まることが明らかとなった。拒絶・同一化モデルに沿って解釈すると，少年たちが非行集団の一員であるという自覚を強め同一化するのは，周囲の人間関係に起因する差別的扱いによって生じる心理的苦痛を回避するための方略と言える。

　「能動的攻撃行動」では，自己呈示理論，分化的強化理論，社会的コントロール理論，拒絶・同一化モデルに着目してきた。その結果，自分なりの利得損失を計算した上での合理的な選択

としての非行，他者の賞賛を得るための自己呈示としての非行，仲間からの排斥を避けるための非行のように，自らの利益のために能動的に非行を選択する少年も存在することが明らかとなった。これまでの犯罪史では，少年の非行の選択は，環境や貧困などの受動的な要因が原因になると示されていたが，少年自身が戦略的に能動的な利己的行動として攻撃行動を選択していることにも着目する必要がある。

●おわりに

　本章では，近年の日本の非行少年を対象とした研究により，彼らの攻撃行動について，いくつかの理論から明らかにした。理論の検討においては，攻撃行動の期間に着目した「一過性的攻撃行動」，「持続的攻撃行動」と，攻撃行動の促進要因に着目した「受動的攻撃行動」，「能動的攻撃行動」に分類した。一過性的攻撃行動では，二重のサークル・モデル，犯罪発達類型理論の青年期限定型，青年期ドルドラムといった理論に着目し，非行を青年期の一時的な攻撃行動として捉えた。つまり，青年期における非行少年の攻撃行動は，青年期特有の生物学的な成熟と社会的成熟のギャップによる緊張感やストレス，恐れを起因として生じる抑うつ状態や無気力さを解消するために，非行集団から学習した反社会的な行為により一時的に発散される行動と考えることができる。ただし，加齢とともに徐々にこの傾向は減少し，多くが再非行せずに社会の中で適応的に生きていくことも明らかとなった。持続的攻撃行動では，犯罪発達類型理論の生涯持続型やDBDマーチに着目し，非行を生涯にわたり，比較的高頻度に繰り返す攻撃行動として捉えた。原因としては，神経心理学的な問題が挙げられているが，適切な介入によって攻撃行動を抑制できる可能性についても指摘した。一方で，犯罪の促進要因について着目した受動的攻撃行動では，システミック・モデルに着目し，経済的な貧困や幼少期の愛情不足といった外在的な原因が攻撃行動を選択させることを示した。受動的攻撃行動と対比する行動としての能動的攻撃行動では，分化的強化理論，社会的コントロール理論，拒絶・同一化モデルに着目し，戦略的に能動的な行動として攻撃行動を選択していることを示した。非行少年の中には，自分なりの利得損失を計算した上での合理的な行為として非行を選択したり，他者の賞賛を得るために非行を選択したり，仲間からの排斥を避けるために非行を選択したり，一種のツールとして非行を戦略的に使用している少年も存在していた。

　本章の冒頭において，非行少年や犯罪者の攻撃性といった内的性質は時代の変遷に関わらず，攻撃行動を表出する一定の頑健性があると示したように，不安や恐怖，欲求，合理性などの内的性質が攻撃行動を駆動していることは現代の非行少年においても同様と言える。近年の日本は，貧困対策や義務教育の充実化，福祉支援策の拡充などによって，多くの人々がより良い生活ができるように変化しているが，これまでの理論の主張のように，犯罪や非行を防止するためには，政策とともに国民一人ひとりの内的支援の充実も図る必要がある。しかしながら，非行少年に対しては，2021年5月に罪を犯した18，19歳の少年を「特定少年」として厳罰化する法案が可決され，2022年4月から施行された。「特定少年」は，少年院の矯正教育から漏れるため，少年院で学ぶことのできる学科教育や情操教育等を受けることが難しくなる。内的性質により非行を選択しているのであれば，厳罰化の中でどのように再非行を防止していくのかも慎重に検討していく必要があるだろう。

　最後に，本章における限界点について示したい。本章では，期間と促進要因の観点から攻撃

行動を捉えたが，促進要因が期間を決定づけているとの視点に立つと，攻撃行動を明確に分類することは難しい。また，上記の理論は，重複する内容もある。例えば，能動的攻撃行動の際に紹介した社会的コントロール理論は，一過性的攻撃行動のGTCの個人的要因と重複する。また，犯罪発達類型理論の青年期限定型，青年期ドルドラムは，一過性的攻撃行動に分類したが，内的要因によって発生するため，能動的攻撃行動としても分類は可能である。したがって，非行や犯罪における攻撃行動の発生においては，すべての要因を網羅した十分な理論はまだ確立されていないと言える。これらの理論を統合し，さらに，今後の日本の情勢や動向を鑑みながら攻撃行動の発生メカニズムについては捉えていく必要がある。

引用文献

安藤明人・曽我祥子・山崎勝之・島井哲志・嶋田洋徳・宇津木成介・大芦　治・坂井朋子 (1999). 日本版Buss-Perry攻撃性質問紙（BAQ）の作成と妥当性, 信頼性の検討　心理学研究, *70*, 384-392.

渕上康幸 (2007). 非行少年の失敗傾向と破壊性行動障害のマーチとの関連についての検討　犯罪心理学研究, *45*, 47-60.

渕上康幸 (2010). 破壊的行動障害の連鎖と不適切養育経験及び非行抑制傾向の関連　犯罪心理学研究, *48*, 1-10.

林　世英 (1989). 少年犯罪・非行に関する原因理論の実証的研究—社会的コントロール理論の検証—　犯罪心理学研究, *27*, 1-21.

細井洋子・西村春夫・辰野文理 (1997). 住民主体の犯罪統制—日常における安全と自己管理—　多賀出版

小林寿一・鈴木　護 (2001). 地域住民の流動性が少年非行に及ぼす影響—社会解体理論の検証—　犯罪社会学研究, *26*, 54-70.

小板清文・立川晃司・河野荘子 (2021). Moffitt の犯罪発達類型の妥当性の検証　犯罪心理学研究, *58*, 51-65.

工藤晋平・淺田（平野）慎太郎 (2017). アタッチメントの観点から非行・犯罪をモデル化する　心理学評論, *60*, 140-162.

國吉真弥 (1997). 自己呈示行動としての非行 (1) —構造化面接の結果から—　犯罪心理学研究, *53*, 1-13.

國吉真弥 (2015). 自己呈示行動としての非行 (2) —集団場面における粗暴行為の意味：非行少年は「誰に」「どのような」自分を見せようとしているのか—　犯罪心理学研究, *53*, 21-36.

森　則夫・杉山登志郎・岩田泰秀 (2014). 臨床家のためのDSM-5：虎の巻　日本評論社

森　丈弓・津富　宏 (2007). 年齢犯罪曲線に対するMoffitt 仮説とGeneral Theory of Crime の検証　犯罪心理学研究, *44*, 23-38.

中川知宏・仲本尚史・國吉真弥・森　丈弓・山入端津由・大渕憲一 (2019). なぜ非行集団に同一化するのか—集団間関係に基づく検討—　心理学研究, *90*, 252-262.

大渕憲一・山入端津由・藤原則隆 (1999). 機能的攻撃性尺度（FAS）作成の試み—暴力犯罪・非行との関係—　犯罪心理学研究, *37*, 1-14.

斉藤知範 (2002). 非行的な仲間との接触, 社会的ボンドと非行行動—分化的強化仮説と社会的コントロール理論の検証—　教育社会学研究, *71*, 131-150.

齊藤万比古 (2008). 行為障害概念の歴史的展望と精神療法　精神療法, *34*, 265-274.

齊藤万比古・原田　謙 (1999). 反抗挑戦性障害　精神科治療学, *14*, 153-159.

嶋田美和・遊間義一 (2018). 家庭裁判所係属少年における機能的攻撃性尺度の妥当性の再検討　心理学研究, *89*, 71-81.

竹中祐二 (2009). 犯罪と地域社会の関係についての理論的考察—システミックモデルにもとづくソーシャル・キャピタル論の検討を通して—　現代の社会病理, *24*, 45-64.

辻井正次・中島啓之 (1995). 非行少年の両親像とドルドラム—Winnicott, D. W. の情緒発達理論からの検討—　犯罪心理学研究, *33*, 1-16.

山脇望美・河野荘子 (2020). 非行少年における自閉スペクトラム症傾向と攻撃性と粗暴行為との関連—アレキシサイミア傾向に着目して—　犯罪心理学研究, *57*, 19-31.

3

発達障害と非行

●発達障害と素行症

（1）発達障害

1）発達障害とは？　　発達障害とは，生来の脳機能不全を背景とした精神障害の一群であるが，そのカテゴリーにどこまで含まれるかは，分類により様々である。

　我が国の精神科臨床で最もよく用いられている診断分類はアメリカ精神医学会が発刊している DSM-5（*Diagnostic and Statistical Manual of Mental Disorders*, Fifth Edition：『精神疾患の診断・統計マニュアル　第5版』2014）である。

　DSM-5 では，神経発達症というカテゴリーが設定されており，以下の診断が含まれている：知的能力障害群，コミュニケーション症群，自閉スペクトラム症，注意欠如・多動症，限局性学習症，運動症群，チック症群，他の神経発達症群。神経発達症は発達期に症状が顕在化する一群の障害であり，DSM-5 によると，「典型的には発達期早期，しばしば小中学校入学前に明らかとなり，個人的，社会的，学業，または職業における機能の障害を引き起こす発達の欠陥により特徴づけられる」とされている。

　一方で，我が国では発達障害についての明確な行政上の定義は，2005 年に施行された発達障害者支援法（2004）に初めて明記された。同法には発達障害の定義として，「自閉症，アスペルガー症候群その他の広汎性発達障害，学習障害，注意欠陥多動性障害その他これに類する脳機能の障害であってその症状が通常低年齢において発現するもの」とされている。この定義の中で，「脳機能の障害」であり「通常低年齢において発現するもの」であることが明示された。このことは，発達障害が出生後の育て方や環境が原因で起こるものではないことを示している点で重要な意味を持っている。また，診断をする上でその時点での症状だけでなく，生育歴の把握が重要であることも示唆している。なお，ここで用いられている「広汎性発達障害」，「学習障害」，「注意欠陥多動性障害」はそれぞれ，DSM-5 日本語訳では自閉スペクトラム症（Autism spectrum disorder：ASD），限局性学習症（Specific learning disorder：SLD），注意欠如・多動症（Attention-deficit/hyperactivity disorder：ADHD）という用語が用いられており，本章でもその表現を用いる。

　DSM-5 と比べて，我が国の発達障害のカテゴリーは限定されているが，特に知的障害（DSM-5 では知的能力障害群）が含まれていないことも特徴の一つである。ただ，実際には両者は併存することも多く，支援リソースは共通の場合も多い。以前考えられていたよりもずっと多くの子どもに発達障害があることがわかってきている。自閉スペクトラム症（以前は広汎性発達障害）は，1980 〜 90 年頃は 0.1 〜 2％程度とされていた（石井ら，1983；Honda et al.,

1996）が，近年は DSM-5 では 1% 程度とされており，我が国の最近の報告では 2% 程度の報告（Kawamura et al., 2006 ; Sumi et al., 2006；田村ら，2011）もなされている。ADHD は子どもの約 5%，成人の約 2.5% とされている。

　また，他の心理的，行動上の問題の背景に発達障害が関係しているケースがあることがわかってきている。学習困難の背景に注意集中の欠如が関係する場合や，うつ状態や不登校，いじめがある子どもについて詳細に話を聞いていくと，発達障害の特性を持っているケースであることも少なくない。また，虐待や不適切養育などの家庭内における養育の問題があるケースでも，背景に子どもに発達障害がある場合も認められる。

　こうした知見を受けて，2002 年に文部科学省（2002）は全国 5 地域の小中学校において発達障害に関する調査を行った。通常学級に所属する小中学生 41,579 名を対象に調査が行われた。調査は，担任教師が担当する対象児童についての質問紙に回答する形式で行われ，その結果，通常学級に通う小中学校の 6.3%（男子 8.9%，女子 3.7%）に発達障害の傾向が認められた（2022 年の調査では小中学校の 8.8%；文部科学省，2022）。この結果を踏まえて，2007 年より特別支援教育が行われ，学校全体として発達障害児への支援を行っていくことがシステム化されることとなった。特別支援教育の中では，教職員への研修，学校内連携，学外の専門家との連携などが制度化され，それまでと比べて学校教育における発達障害児に対する認識や支援が向上する契機となった。

2）注意欠如・多動症（ADHD）と自閉スペクトラム症（ASD）
特に非行ケースとの関連を考慮すべき発達障害は，注意欠如・多動症及び自閉スペクトラム症である。

　注意欠如・多動症（Attention-deficit/hyperactivity disorder：ADHD）は，不注意と多動・衝動性のいずれか，または両方の症状を示す。

　不注意は，集中が長く続かない，注意がそれやすいなどが特徴である。忘れ物やなくし物がよくみられる。また，課題を順序立てて行うことが難しく，ケアレスミスが多く認められるため，最後まで行うことができないことにつながる。結果として，集中力を求められる課題を避けようとするようになる。

　多動は，落ち着きがなく，じっとしていられない様子である。ひどいときは走り回ったり，席に座っていられなかったりする様子が見られるが，着席していても身体が動いたり，手遊びをしたりする様子が見られることもある。衝動性は，見通しを持ちにくく，思うとすぐに行動し，待つことが難しいことにつながる。カッとなりやすく，危険な行動やトラブルにつながる言動・行動を起こしやすい。多動と衝動性は，いずれも行動・感情のコントロールの苦手さであり，併存して認められることも多い。

　自閉スペクトラム症（Autism spectrum disorder：ASD）は，社会的コミュニケーションの障害と行動・興味・活動の限局を主たる症状とする。

　社会的コミュニケーションの障害には，他者との関わりを上手に行えない（視線を合わせない，相互の会話ややり取りができない，相手の気持ちを考えない一方的な関わりをするなど），非言語的コミュニケーション（表情の読み取り，身振りの利用等）の苦手さ，他者と気持ちを共有したり共感したりすることの苦手さ，他者の発言や行動の意図，場の空気や文脈の読み取りの苦手さなどが含まれる。

　行動・興味・活動の限局には，パターン化された行動（オウム返しの会話やくるくる回る，

物を一列に並べるなど），生活における変化への抵抗やこだわり，特定の事柄や物への強い執着，感覚刺激に対する過敏や鈍麻，特定の感覚への強い興味（回る物や光る物など）などが含まれる。

　こうした症状の表出は，年齢や知的理解の水準などにより多様である。特に知的障害が伴わないケースでは，障害の存在が周囲に認知されていない場合も多い。このため，特性からくる生きにくさを感じながら，二次的な問題が顕在化するまで適切な支援を受けずに経過することも多い。

(2)　二次障害

　発達障害児は，その特性からくる生きにくさや不適応だけでなく，二次的な心理・社会的問題を呈し得る。

　図 3-1 は発達障害児の不適応に至る機序を図式化したものである。

　発達障害は，脳の機能不全が根幹の障害として存在する。それにより，生来からの得意・不得意である特性が存在する。そうした脳の機能を背景とした苦手な面が目に見える行動上の問題として現れたのが症状である。症状があることで生活上の困難が生じることが不適応である。そして，不適応が長期的に続くことで，二次障害と言われる続発する問題，併発症が起こり得る。図 3-1 のうち，脳機能不全を背景とする「特性」を生物学的要因，「症状」を心理的要因，環境とのミスマッチである「不適応」を社会的要因として考えると，生物・心理・社会的要因としてまとめることができる。

　脳機能不全そのもの及びそれに関連する特性の部分を治療することは，薬物療法が対症療法的に一定の効果を見せる以外は難しい。症状は成長とともに改善することは期待できるが，短期的に改善を求めることは難しい。一方で，不適応については，環境とのミスマッチから生じていることであるので，環境調整や周囲からの支援により改善が期待できる。そして，不適応が長期継続することによって引き起こされる二次障害を予防することにもなる。

　二次障害は，本人の側から見ると，生活上における挫折や失敗体験の積み重ねの中で，うつ状態，不安症，心身症などの精神障害，不登校，反抗，非行などの問題行動が続発して起こるものである。

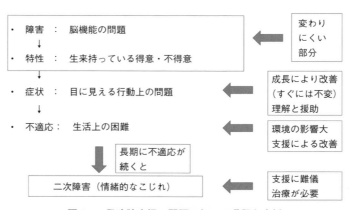

図 3-1　発達障害児の問題の起こる過程と支援

発達障害児が二次障害を起こしやすい要因としては以下のようなものが考えられる。

失敗体験を起こしやすく，それが改善されにくい点がある。まず，能力的な面で，知的障害の併存，学習能力の偏り，運動や手先の巧緻性の問題（不器用）があるとともに，行動面として，注意集中や多動・衝動性，こだわりなども認められ，学校生活などで課題を達成するのが難しい面がある。また，対人コミュニケーションでも問題が生じやすい。ADHD 児では衝動性により場を乱したり，暴言・暴力が見られたりすることで他児とのトラブルが認められる。ASD 児では他者の意図や場の状況が読み取れないことから，自分勝手と捉えられるような発言や行動が見られたり，場違いな発言によりからかわれたりすることもあり，良好な友人関係を継続できないことも少なくない。発達障害児はいじめを受けることも多く，その場合には，そのこと自体がトラウマ体験となるとともに，健全な同年代との対人関係を経験する機会を失うことにもつながる。さらに，こうした失敗を経験したとしても，他者視点の欠如や衝動性により，次の機会に改善することが難しく，失敗を繰り返してしまうことになる。

失敗体験を繰り返し，他者との関係性が悪化して二次障害が引き起こされる過程は，特に ADHD から反抗挑発症，素行症への進展について，原田（2016）はいくつかの疫学研究の結果をもとに ADHD の 30 ～ 45% が反抗挑発症を併存し，反抗挑発症の 25 ～ 47% が数年後に素行症に進展すると述べており，齋藤・原田（1999）はこうした破壊的行動障害（Disruptive Behavior Disorder : DBD）が加齢に伴って変遷する過程を以下のような DBD マーチと概念化することを提唱している（前章も参照）。

＜ DBD マーチ＞
ADHD などの発達障害　⇒　反抗挑発症　⇒　素行症　⇒　反社会性パーソナリティ障害

こうした変遷を本人側及び家族側からそれぞれ見ることで図 3-2，3-3 のような悪循環の機序が考えられる。

本人から見ると，障害特性からくる多動・衝動性，注意集中困難，対人関係障害などにより，集団から外れた行動，対人トラブル，課題が完了できないなどの問題がしばしば生じる

・障害からくる集団不適応・対人トラブル・課題の未達成
↓
・頻回の叱責，しかし止められない
↓
・さらなる叱責（認められない体験の繰り返し）
↓
①被害感，やる気の喪失
→ 周囲への反抗 → 反抗挑戦症 → 素行症（非行）
（外在化障害）
②無力感，自信喪失（おどおど）
→ 不安・抑うつ
（内在化障害）

図 3-2　二次障害に至る悪循環（本人の側）

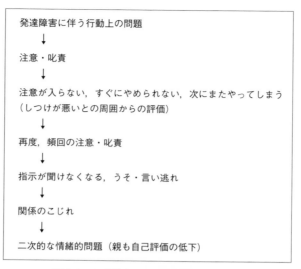

図 3-3　二次障害に至る悪循環 (家族の側)

（図 3-2）。そのたびに家族から注意や叱責を受ける。本人は言われたことは理解しており，頑張ろうという気持ちが（少なくとも当初は）あるのだが，次の機会には，衝動的にやってしまったり，集中が続かずできなかったりして改善することが難しい。そうするとさらに注意・叱責を受けることになり，認められない体験を繰り返すことになる。そうすると，本人の心理として，2 つの方向に進んでいく。一つは，頻回の叱責を受ける中で，その相手である大人に対する怒りや被害的な感情，やる気の喪失が起こってくる。それが周囲への反抗という形になり，反抗挑発症，素行症といった行動化へと進展していく。もう一つは，どうしてもうまくやれない自分に対する自信の喪失，無力感が生じる。それが不安や抑うつといった精神状態に発展していく。二次障害の方向性が外部に向くのか，本人の内面に向くのかによって，前者を外在化障害，後者を内在化障害と分類する分け方がある。ただ，必ずしもどちらかだけということではなく，しばしば両者は表裏一体であり，不安からくるイライラが粗暴な行動に現れるというようなこともよく経験することである。

　この悪循環を家族の側から見てみると，図 3-3 のようになる。発達障害に伴う不適応行動がある。家族としてそれに注意・叱責を行うが，注意を聞いていないように見えたり，すぐにやめられなかったり，わかったように見えても次の機会には同じことが起こってしまう。得てして，周囲から「しつけが悪い」との評価がなされたり，直接言われないまでも家族自身が自分の関わり・育て方が悪いからではないかと自責的になったりする。そうすると，再度，もっと強く叱責するようになる。そのうち，子どもが指示を聞かなくなったり，うそや言い逃れをしようとするようになって，本人と家族の関係がこじれてくる。こうした機序の中で，本人だけでなく，家族も自信をなくしてしまう。こうした点を鑑みると，二次障害を予防するには，本人だけでなく，家族へのサポートも必要不可欠であると言える。

(3) 素 行 症

　精神医学的な概念で非行を定義している診断基準として，素行症がある。

　DSM-5 では，「他者の基本的人権または年齢相応の主要な社会的規範または規則を侵害することが反復し持続する行動様式」として，以下の 4 分類 15 項目が定義されている。

①人及び動物に対する攻撃性：いじめ・脅迫，喧嘩，凶器の使用，人への身体的攻撃，動物への身体的攻撃，強盗，性行為の強要

②所有物の破壊：放火，（放火以外の）器物破損

③うそや盗み：他人の住居等への侵入，嘘をつく，盗み

④重大な規則違反：親の意向に反した夜間の外出，無断外泊，怠学

　精神障害の診断基準ではあるが，本人の精神症状についてではなく，結果としての行動によって決定づけられているところが，他の精神障害・疾患とはかなり異なっている。診断としての統一性を持たせるためには，表出された行動に基づいて診断カテゴリーを定めることが有用なのであろうが，その生物学的背景，精神病理学的視点，環境の作用を含めた個を理解する視点がもちろん必要である。

　医学モデルである素行症と司法モデルである非行について，奥村（2013）は，「触法性」「反復性・持続性・多方向性」の観点で比較をしている。触法性については，非行はぐ犯以外はその行為が法に触れるかどうかが対象に入るかどうかの大きな基準になる。一方で，素行症が含めている行動は社会的規範や規則を侵害するものであって，触法になることも多いが程度や条件によっては必ずしも満たさないものである。「重大な規則違反」は多くは触法の範疇に入らない。「反復性・持続性・多方向性」については，素行症では診断要件となっているが，非行という観点では，一度でも触法行動を起こせば非行の対象となり得る。

　発達障害を背景とする非行には，前節で述べた ASD や ADHD の特性を持った発達障害児が二次障害を併発することによる DBD マーチの進展があって素行症となっていくタイプもあれば，次章で述べるような ASD 児が対人関係場面での不適応から不適切行動を引き起こすタイプも見られる。長年の不適応の結果として表出している行動であり，必ずしもすべてが触法の範疇に入るわけではないが，多くの場合には単回で終わらず繰り返されることとなる。そうした点からも素行症としての理解で考えることが適切なケースは多いと考えられる。

●非行における発達障害

(1) 触法ケースにおける発達障害

　発達障害と非行との関係がクローズアップされたのは，2000 年に起きた愛知県豊川市での殺人事件が最初であった。見ず知らずの主婦を殺害した犯人の少年が「人を殺してみたかった」と供述したことが驚きをもって報道され，その後児童精神科医も加わった精神鑑定で少年にアスペルガー障害があるとの結果が出たことで，発達障害というものの存在が一般の方に広く知られる契機になったとともに，司法界にも発達障害という見方が広がることになった。

　その後，毒物混入，強制わいせつ，殺人等の重大事件を起こした少年にアスペルガー障害等の発達障害があるケースが度々報道され，しかもこれまでに一般的なある意味理解しやすかった凶悪犯とはタイプが違うケースが多く，司法関係者に戸惑いが広がっていった。それとともに，司法，医学，心理学分野を中心に，触法・非行少年に対する新たな理解の手掛かりとしての発達障害が探求されるようになった。

1）犯罪行為を起こす発達障害児は多いのか？　　発達障害に関連する犯罪行為がセンセーショナルに報道されると，犯罪を起こすあるいは非行行為を起こす発達障害児が多いのかどうか，という疑問が生じてくる。

　いくつかの先行研究を紹介する。先行研究中では，当時の DSM の版により自閉スペクトラム症（ASD）が広汎性発達障害のカテゴリーで分類されていたが，本文中では ASD に統一して記載する。

　Robinson et al.（2012）が 2,458 名の収監者を対象に ASD のスクリーニングを行ったところ 4％という結果が得られている。Scragg & Shah（1994）は司法関連精神医療機関である Broadmoor 特別病院に入院している男性患者全員に対してケース記録及び面接を用いて調査し，ASD の有病率が 2.3％であると報告した。当時の一般的な ASD の有病率と比べると少し高めであるが，対象者一人ひとりの情報が十分にある中での結果であり，その後の診断技術の向上に伴う有病率の上昇を考えると有意に高いとは言い難い。我が国における調査では，熊上ら（Kumagami et al., 2009）は，家庭裁判所における少年事件での ASD の有病率について調査している。それによると，4 つの家庭裁判所で計 428 名について調査して，通常の家庭裁判所での有病率は 1.3 ～ 6.7％で特別なケースを対象としている裁判所では 18.2％であった。また，塩川（2014）は，少年鑑別所に入所した 3,193 名について後方視的に検討して，2.0％に ASD の疑いが見られたと報告している。いずれも，一般群と比べて多い数値とは考えられていない。

　実際に ASD 群と対照群を比較した研究では，触法者の割合は一般群と比べて少ないか同程度という報告が多く（Brookman et al., 2009; Cheely et al., 2012; Woodbury et al., 2006），少なくとも ASD 児が犯罪行為を起こすことが多いということはなさそうである。また，一般人口を対象とした研究では，Heeramun et al.（2017）は約 30 万人からなる全人口ベースのコホート研究で，知的障害のない ASD 群で暴力犯罪のリスクが高いが，ADHD または素行症の併存を調整したところ，関連は見られなくなった。

　Heeramun et al.（2017）の研究では，ASD の暴力犯罪を予測する因子として，上記の ADHD，素行症の併存の他に，その他の精神疾患の併存，親の犯罪歴や精神科歴，社会経済的特性なども挙げられており，環境要因の関与が示唆されている。その中でも，小児期の逆境的環境について述べている報告が見られる。Kawakami et al.（2011）は，犯罪行為のある 36 名とない 139 名，計 175 名の高機能 ASD を対象に小児期の逆境的環境について調査し，ネグレクトや身体的虐待の既往が犯罪行動のリスクと有意に相関していると述べている。また八木（2021）によると，少年院受刑者 293 名に対する自記式質問紙調査で，なんらかの発達障害特性があるとの回答をした者が 73％（ADHD65％，ASD44％）に認められた。さらに，ASD 特性があるとの回答をした者のうち，81％ではアタッチメントスタイルが不安定であり，その多くに虐待などの逆境体験が認められているとの報告を行っている。

2）自閉スペクトラム症児・者の触法行為の特徴　　自閉スペクトラム症児・者の犯罪行為に対して注目されているのは，一般の非行・犯罪行為とどこか違うところがあり，これまでの司法専門家が想定していた心理機序とは異なるケースが見られるためである。何を考えているのか，どうして非行・犯罪行為を行ったのかを見立てることができないと，支援・更生の方針を検討することが難しい。

　これまで，ASD 児・者の触法行為について何人かの専門家が類型化を試みている。

十一（2004）は，触法行動の基本契機に基づく分類として以下の4つを提唱している。

①従来型

　ASD の障害特性そのもの，及び二次障害，併存症などが直接的に契機に影響を及ぼしている行動。

②性衝動型

　思春期の性衝動が影響した不適切な異性への接近行動。

③理科実験型

　自然現象や生物，人に対する好奇心が高じて起こす，放火や人への他害行動。

④高次対人過負荷型

　ASD でも知的能力，コミュニケーション能力をある程度持っていて，複雑な対人状況のある環境で過ごす中で起こる問題。十一はこれをさらにいくつかのタイプに分けている。

　・対人接近タイプ：人に積極的に接近するタイプで，周りの人の行動に関心を持つが適切な関わりが難しく，社会規範を逸脱したやり方で関わったり，短絡的に希望を実現したりしようとする行動を示す。

　・対人困惑タイプ：対人状況で過ごすことへの心的負荷から困惑し，反応性に出現する反社会的行動を示す。

　・対人報復タイプ：対人状況に対する混乱を背景に，障害特性由来の併存症や被害念慮などが加わって起こる意図的な加害行動を示す。

　また，藤川（2013）は家庭裁判所での鑑定例をもとに非行の動因を分析し，以下の5つのタイプ分けをしている。

①対人接近型

　主に異性に対する不適切な接近。

②実験型

　火や爆発，あるいは人体に対する知的関心。

③パニック型

　虐待のフラッシュバックや接触恐怖。

④本来型

　障害特性に由来。

⑤清算型

　被害をもたらした存在への損失補填を請求。

　いずれも触法行動を起こして審判にかかったケースをもとに検討されたものであるが，似かよっている点も多い。以下に詳細をまとめる。

①障害特性及びその併存症に由来するタイプ

　十一分類では従来型，藤川分類では本来型に相当する。ASD の主たる症状である「対人コミュニケーションの問題」と「興味の限局・こだわり」が直接関係しているものや，かんしゃく，衝動性，イライラなどの関連症状，生活上の不適応が遷延することによる二次的な心理的問題に伴うものなどが含まれる。

②（理科）実験型

　両分類に含まれている。身近な人に薬物を摂取させて体調の変化を観察する，放火をして火の拡がる様子を観察する，など本人の限局された興味関心に基づいた行動が行われ，その結果

の重大性に思い至っていない（あるいは，知的にはわかっていても優先順位が違っている）状況である。背景にあるのは，一つのことに限局された興味関心（こだわり）であり，他者の視点で物事を考えることのできない社会性の欠如である。

③異性への対人接触

　十一の性衝動型，藤川の対人接近型に相当する。異性への対人接触に伴う行動が触法となる場合である。性衝動の高まりがあって自分本位な関わりを持とうとしてのトラブル，強い思い込みと切り替えの悪さによるストーカーなどが認められる。性的な内容のある雑誌やビデオなどの内容をうのみにしてその影響を受けているケースも報告されている。やはり対人コミュニケーションの障害から相手の気持ちの受け止めのずれや，自分本位の関わりへの固執といったASD特有の心理機制が影響しているが，背景に対人関係での失敗体験や居場所のなさなどの環境への不適応が認められることも多い。

④対人コミュニケーション状況への不適応を背景とした問題

　十一の高次対人過負荷型，藤川の清算型に相当する。もともとの対人コミュニケーションの障害が背景にあるが，知的障害が軽度あるいは認められない場合には，周囲の理解や配慮がないままに経過し，二次的な心理的問題を呈する。

(2)　発達障害と犯罪・非行

　前述したように，非行の中に占める発達障害児の割合は決して多くはない。

　マスコミ等でセンセーショナルに伝えられる記憶に残る事件の中に，その後の鑑定でASDやADHDの診断が認められるとの結果が報道されるために，関連が強く意識されやすい。発達障害児が非行や犯罪のハイリスクであるとの誤った認識を持つことで，差別や偏見に結びつくことがないよう，留意する必要がある。

　一方で，発達障害児が，その特性からくる，状況把握や対人認知の苦手さなどに由来して，定型発達児ならば容易にクリアできるところで躓き，結果として非行に結びついてしまうことも，私たちは頭に入れておく必要がある。その非行に至った過程や心理状況について，一般的な非行事例における見立てではそぐわないことも多く，発達特性を踏まえた上で見立てを行う必要がある。

　そして，発達障害児の非行事例では，本人の発達特性に加えて，環境面でのミスマッチが影響を及ぼしているケースが多いことも留意すべきである。発達障害特性が非行に直結するわけではなく，不適切養育や逆境体験などの環境要因があったときに，発達障害特性があるために，環境面の負荷に対する適応が十分にできなかったり，不適切な対処方法を用いたりすることで対応しようとすることが，非行の方向に向かわせる要因となる場合がある。

●発達障害のある非行ケースへの支援

(1)　アセスメントと見立て

　発達障害は，生来の脳機能の障害であるが，その症状形成には出生後の育ち，周囲の環境とのマッチングが大きく影響する。そのため，現在の本人から得られる情報だけで診断・見立てをつけることは難しい。見立てを考えるときには，縦と横の広がりを持った視点で考えることが有用である。

縦軸は，時間軸である。目の前の本人の状況を発達障害の視点で見るためには，出生早期からの育ち，生育歴の聴取が必須である。横軸は症状の多層的な理解である。本人の持つ発達特性が，どういう症状として発現されていて，それが環境とどう関わっているのかを，生物・心理・社会的視点で多層的に整理していくことが必要である。

1）生育歴の聴取　　発達障害の見立てを考える上で，生育歴の聴取は必須である。

発達障害は，生来の脳の機能不全を想定した疾患概念である。診断基準を満たす症状（不適応）が表面化するのはある程度の年齢になってからだとしても，その兆しは発達早期から認められると想定して全体像を捉えるべきである。年齢が上がるにつれて，発達障害そのものの特性に加えて様々な病態が重なるために，思春期以降の発達障害者の見立てを横断面の状態像で判断するのは難しい。長年の様々な体験が不適応を伴うものであった場合には，心的外傷体験，自尊心の傷付き，自己評価の低下といったものに由来する情緒的な問題（二次障害）が合併するということもあるし，逆に，それまでの育ちの中での様々な経験が，本来の発達障害の症状に影響を与える面もある。発達障害に伴う不適応に対して，各々が自分なりに対処法を身につける，あるいは，知的な理解力の向上とともに，状況を知的に理解できるようになり，本質的な理解ができていないことに対しても，取り繕うことが可能となるということもある。可能な限り，生育歴を聴取して，出生早期からの発達状況の流れの中で，今現在の病態を見立てることが大切である。

では，発達障害の見立てのために生育歴を聴取するときには，どういった点に着目すれば良いのだろうか。

1つは，バランスの悪さである。発達の偏りと言っても良い。ある年代になるとこのくらいのことができるという，一般的な発達のスピードがある。それぞれに個人差はあるが，それを大きく逸脱して課題を達成できていないようであれば，遅れがあると称される。全体的に発達が遅い場合は知的障害とされるが，発達障害では必ずしも発達全体の遅れは生じない。よく理解しているのに何でこれができないのか，わかっているはずなのにじっとしていられないといった，ある能力が他の部分と比べて極端に苦手であるときに，発達の偏りを疑う。それが一つのポイントである。

次に，生育歴を聞いていく中で，その人の不適応がいつからあるのかを見極めていくことが必要である。年代ごとに求められる課題がある。生活習慣，対人関係（友人関係），学習，自己認識，親子関係，自立など，多岐にわたる。こうした課題に対して，どこまでは適応して他児と同様に獲得ができていて，どの時点でうまくいかなくなっているのか，を明らかにしていくのである。どの時点で不適応を起こしたかを明らかにすることにより，本人の苦手な点がわかると同時に，そこまでの発達は良好であったことから，本人の獲得している能力も把握できる。それはその後の支援の方針を考える上で重要である。

2）生物・心理・社会的視点　　前述したとおり，発達障害は，脳機能障害からくる特性があり，それが本人の行動上の問題として症状という形で表出される。症状があることでその環境の中でうまくいかないことが出てきたときに不適応となり，本人（も周囲も）が困ることになる。

ケースを検討するときに，それに関わる専門家の職種や専門性，経験などにより，ケースの

どの部分に着目しやすいかが影響を受ける。また，非常に大変な家庭環境で育ったり，ひどいいじめを受けていたりという情報があると，他の要因に目が向きにくくなる。あるいは，事前に発達障害や精神疾患の診断があることが伝えられていると，心理的な側面が軽視されることもある。

特に発達障害のあるケースでは，二次障害による心理的問題を併発しやすい。また，家族の養育が困難になりやすく，家庭環境が二次的に不適切なものになることもある。そして，発達障害があると，環境の変化や不適切さの影響を強く受けやすい傾向がある。

多面的，多層的な視点で見立てを考えることがとても重要である。

(2) 支　　援

治療においても，生物・心理・社会的視点が必要である。

1）生物学的視点　　非行ケースでは，本人の心理的問題や育ってきた環境の問題に焦点が当てられることが多い。しかし，発達障害は脳機能不全を背景にしており，本人の器質的・生物学的な問題が関与している。発達障害の一次症状である，多動・衝動性，易刺激性などについては薬物療法の効果が期待できる場合もある。

ADHD については，日本では 4 剤（メチルフェニデート徐放薬，アトモキセチン塩酸塩，グアンファシン塩酸塩，リスデキサンフェタミンメシル酸塩）が保険適用を受けて使用可能である。いずれも不注意，多動・衝動性への効果が認められている。自閉スペクトラム症に伴う易刺激性に対しては，リスペリドン，アリピプラゾールが使用可能である。

感情の起伏や行動化が心理的に説明可能であったとしても，精神症状がその増悪に関与している場合もあるので，場合によっては医療へのコンサルトも検討することが必要である。

2）心理学的視点　　非行ケースに対する心理的支援については，本書の中で詳述されている。ここでは，発達障害ケースに特に留意すべき点について述べる。

①構造化された支援構造

状況を理解したり，見通しを持ったりすることが苦手な子どもたちであるので，まず構造のしっかりした生活や治療が必要である。生活基盤や生活リズムが安定するような環境調整があって，初めて心理的な支援を行うことができる。

心理的支援は，個別の心理面接，集団療法，生活の中での心理的支援など様々な形態が考えられるが，時間や頻度，役割，次の見通しなどを明確に伝えておくことを意識したい。そうした中で，信頼関係を構築していくことがまずは重要となる。

②共感よりも明確化

心理的アプローチの主体は認知の修正と行動療法的アプローチである。

本人の話をよく聞くことはもちろん必要であるが，自らで内省をすることが難しい面を持つのであるから，受容・共感といった基本的な心理療法の手法だけでは改善が難しい。認知が混乱している本人の話を「受容」していると取られてしまうと誤解を与えることにもなる。本人の話を聞いて，それを明確化していく作業が必要である。その上で，認知の修正を図っていくことになる。

③具体的な指示と肯定的な評価

　曖昧な表現の理解や文脈から読み取ることは苦手な子どもたちであるので，表現は具体的に，わかりやすく伝えることが必要である。言語面接でのやりとりだけではわかりにくいようであれば，スケッチブック等を使って，文字や視覚的な情報を使う方がやりとりがスムーズとなる場合もある。

　全体として，明確で肯定的な評価を返していくことに留意したい。これまで失敗体験が多く，自尊感情が乏しいケースが多い。支持的なアプローチの中で，生活に即した具体的・現実的なテーマを取り扱い，生活の中でのポジティブな側面に注目して肯定的な評価を行っていくことを基本としていけると良いと思われる。

④自己の気づき

　治療構造が安定して，治療関係が構築されてきたら，自己についての気づきを持つことをテーマにしていけると良い。これは必ずしも障害についてということではなく，自らの苦手な面についてであるが，内省が難しいこともあって簡単ではない。藤川（2013）は，自己の特性に関して気づかせるために Margaret Dewey による社会的常識テストを用いることを紹介している。

　発達障害児は他者の気持ちの読み取りが苦手であるが，自らの感情やストレス状態に気づくことも難しい面がある。本人が自覚できていない感情や心理を，こちらが言語化することで気づけるように支援することも重要である。

3）社会的視点　　非行ケースの場合には，本人を支える環境が脆弱なケースも多い。もともとの養育環境が不十分・不適切であった場合も多いし，本人の行動化により周囲との関係が悪化・希薄となり，結果として十分な支援が受けられない場合もある。

　司法だけでなく，福祉，教育，医療，地域行政などの関係機関が連携して支援する体制を作ることが必要となる。

　また，非行ケースの家族は，本人により多大な迷惑を受けてきたことによる被害者としての心理と，身内及び養育してきた者としての自責感の双方を持ち，アンビバレントな思いを抱いていることも多い。家族が本人の支援を行うに当たっては，その点に留意した家族への心理的支援も重要である。

引用文献

Brookman-Frazee, L., Baker-Ericzén, M., Stahmer, A., Mandell, D., Haine, R. A., & Hough, R. L. (2009). Involvement of youths with autism spectrum disorders or intellectual disabilities in multiple public service systems. *Journal of Mental Health Research in Intellectual Disabilities, 2*, 201–219.

Cheely, C. A., Carpenter, L. A., Letourneau, E. J., Nicholas, J. S., Charles, J., & King, L. B. (2012). The prevalence of youth with Autism spectrum disorders in the criminal justice system. *Journal of Autism and Developmental Disorders, 42*, 1856–1862.

藤川洋子（2013）. 非行事例の支援　発達障害医学の進歩, *25*, 69–76.

原田　謙（2016）. 行動障害群（反抗挑発症，素行症）斎藤万比古（編）注意欠如・多動症—ADHD—の診断・治療ガイドライン（pp. 149–157）じほう

Heeramun, R., Magnusson, C., Hellner, C., Granath, S., Lundberg, M., Dalman, C., & Rai, D. (2017). Autism and convictions for violent crimes: Population-based cohort study in Sweden. *Journal of the American Academy of Child and Adolescent Psychiatry, 56*, 491–497.

Honda, H., Shimizu, Y., Misumi, K., Niimi, M., & Ohashi, Y. (1996). Cumulative incidence and prevalence of childhood autism in children in Japan. *British Journal of Psychiatry, 169*(2), 228–235.

石井高明・高橋　脩（1983）. 豊田市調査による自閉症の疫学（1）—有病率— 児童青年精神医学とその近接領域, *24*, 311–321.

Kawakami, C., Ohnishi, M., Sugiyama, T., Someki, F., Nakamura, K., & Tsujii, M.（2011）. The risk factors for criminal behaviour in high-functioning autism spectrum disorders（HFASDs）: A comparison of childhood adversities between individuals with HFASDs who exhibit criminal behaviour and those with HFASD and no criminal histories. *Research in Autism Spectrum Disorders, 6*, 949–957.

Kawamura, Y., Takahashi, O., & Ishii, T.（2008）. Reevaluating the incidence of pervasive developmental disorders: Impact of elevated rates of detection through implementation of an integrated system of screening in Toyota, Japan. *Psychiatry Clinical Neurosciences, 62*, 152–159.

Kumagami, T., & Matsuura, N.（2009）. Prevalence of pervasive developmental disorder in juvenile court cases in Japan. *Journal of Forensic Psychiatry & Psychology, 20*(6), 974–987.

文部科学省（2004）. 発達障害者支援法（平成十六年十二月十日法律第百六十七号）　Retrieved from https://www.mext.go.jp/a_menu/shotou/tokubetu/main/1376867.htm（2022 年 10 月 26 日）

文部科学省初等中等教育局特別支援教育課（2002）. 参考 2「通常の学級に在籍する特別な教育的支援を必要とする児童生徒に関する全国実態調査」調査結果　Retrieved from https://www.mext.go.jp/b_menu/shingi/chousa/shotou/054/shiryo/attach/1361231.htm（2022 年 10 月 26 日）

文部科学省特別支援教育課支援総括係（2022）. 通常の学級に在籍する特別な教育的支援を必要とする児童生徒に関する調査結果（令和 4 年）について　Retrieved from https//www.mext.go.jp/b_menu/houdou/2022/1421569_00005.htm（2023 年 3 月 1 日）

奥村雄介（2013）. 少年司法における素行障害の枠組み　斎藤万比古（編）　素行障害—診断と治療のガイドライン（pp. 40–43）　金剛出版

Robinson, L., Spencer, M. D., Thomson, L., Stanfield, A., Owens, D., Hall, J., & Johnstone, E.（2012）. Evaluation of a screening instrument for autism spectrum disorders in prisoners. *PLoS ONE, 7*(5), 1–8.

齋藤万比古・原田　謙（1999）. 反抗挑戦性障害　精神科治療学, *14*, 153–159.

Scragg, P., & Shah, A.（1994）. Prevalence of Asperger's syndrome in a secure hospital. *The British Journal of Psychiatry, 165*(5), 679–682.

塩川宏郷（2014）. 少年鑑別所に入所した広汎性発達障害の傾向を有する少年の検討　小児の精神と神経, *53*, 395–399.

Sumi, S., Taniai, H., Miyachi, T., & Tanemura, N.（2006）. Sibling risk of pervasive developmental disorder estimated by means of an epidemiologic survey in Nagoya, Japan. *Journal of Human Genetics, 51*(6), 518–522.

高橋三郎・大野　裕（監修）（2014）. DSM-5 精神疾患の診断・統計マニュアル　医学書院（American Psychiatric Association（2013）. *Diagnostic and statistical manual of mental disorders*（5th ed.）Washington, DC: American Psychiatric Publishing.

田村　立・遠藤太郎・江川　純・杉本篤言・染矢俊幸（2011）. 新潟県阿賀野市における広汎性発達障害の疫学調査について　小児の精神と神経, *51*, 348–350.

十一元三（2004）. 広汎性発達障害を持つ少年の鑑別・鑑定と司法処遇—精神科疾病概念の歴史的概観と現状の問題点を踏まえ　児童青年精神医学とその近接領域, *45*, 236–245.

八木淳子（2021）. 少年刑務所の入所者が教えてくれるもの—発達とトラウマの観点から—　小児の精神と神経, *61*, 222–226.

Woodbury-Smith, M. R., Clare, I. C. H., Holland, A. J., & Kearns, A.（2006）. High functioning autistic spectrum disorders, offending and other law-breaking: findings from a community sample. *Journal of Forensic Psychiatry & Psychology, 17*, 108–120.

4

虐待と非行

●はじめに

　児童虐待において，児童＝子どもは，被害者である。他方，非行において，非行のある少年＝子どもは，加害者である。虐待の被害者である子どもが，非行をして加害者になる。そのような相矛盾するようなこと，ねじれのようなことを起こすことがあるのだろうか。あるとすれば，問題，その子のありようは，複雑であると容易に想像がつく。また，支援者にとっては，支援の難しさにつながる。

　本章では，虐待と非行の関係について，その理論や支援を概説していく。

●児童虐待

（1）児童虐待とは

　児童虐待とは，保護者（親権を行う者，未成年後見人その他の者で，児童を現に監護する者）がその監護する児童（18歳に満たない者）に対して行う①〜④の行為のことである（児童虐待防止法第2条）。

①児童の身体に外傷が生じ，または生じるおそれのある暴行を加えること。

　　＝身体的虐待：殴る，蹴る，叩く，投げ落とす，激しく揺さぶる，やけどを負わせる，首を絞める，縄などにより一室に拘束する，意図的に病気にさせるなど

②児童にわいせつな行為をすることまたは児童をしてわいせつな行為をさせること。

　　＝性的虐待：子どもへの性的行為，性的行為を見せる，性器を触るまたは触らせる，ポルノグラフィの被写体にするなど

③児童の心身の正常な発達を妨げるような著しい減食または長時間の放置，保護者以外の同居人による①，②または，次の④に掲げる行為と同様の行為の放置，その他の保護者としての監護を著しく怠ること

　　＝ネグレクト：家に閉じ込める，食事を与えない，ひどく不潔にする，自動車の中に放置する，重い病気になっても病院に連れて行かないなど

④児童に対する著しい暴言または著しく拒絶的な対応，児童が同居する家庭における配偶者に対する暴力（配偶者（婚姻の届出をしていないが，事実上婚姻関係と同様の事情にある者を含む）の身体に対する不法な攻撃であって生命または身体に危害を及ぼすもの及びこれに準ずる心身に有害な影響を及ぼす言動），その他の児童に著しい心理的外傷を与える言動を行うこと

　＝心理的虐待：言葉による脅し，無視，きょうだい間での差別的扱い，子どもの目の前で
　　　　　　　　家族に対して暴力をふるう（DV），きょうだいに虐待行為を行うなど
　これら①〜④の行為は，単一で行われることもあれば，重複して行われることもある。また，
児童虐待防止法第 14 条は「児童の親権を行う者は，児童のしつけに際して，その適切な行使に
配慮しなければならない」と定め，しつけを名目としたこれらの行為も禁止している。
　上述した虐待行為は，「チャイルド・マルトリートメント（不適切な養育）」とも呼ばれる。
マルトリートメントかどうかは，加害の意図の有無に関係なく，子どもにとって有害かどうか
で判断される。また，明らかに心身に問題が生じていない場合，目立った外傷がない場合であ
っても，行為自体が不適切であればマルトリートメントとされる（奥山，2010）。

(2) 児童虐待による心身への影響

　養育環境で不適切な養育がされた子どもには様々な影響が及ぶ。それは虐待を受けていた期
間や態様，年齢や性格等によって異なるが，身体面，知的発達面，心理面への影響について，
以下の共通した特徴が見られる場合があるとされている（厚生労働省，2013）。

①身体的影響
　打撲，切創，熱傷など外から見てわかる傷，骨折，鼓膜穿孔，頭蓋内出血などの外か
ら見えない傷，栄養障害や体重増加不良，低身長などが見られる。また，愛情不足によ
って成長ホルモンが抑えられた結果として成長不全になる。身体的虐待が重篤な場合に
は，死に至ったり重い障害が残ったりする。
②知的発達面への影響
　安心できない環境で生活することにより，落ち着いて学習に向かうことができない，
ネグレクトの状態で養育され，登校もままならないという場合，あるいは，養育者が子
どもの知的発達にとって必要なやり取りを行わなかったり，逆に年齢や発達レベルにそ
ぐわない過大な要求をしたりした場合，もともとの能力に比しても知的な発達が十分に
得られない。
③心理的影響
　ア．対人関係の障害
　　欲求を適切に満たされない状態に置かれたことで，愛着対象（保護者）との基本的
　な信頼関係を構築することができなくなり，結果として他人を信頼し愛着関係を形成
　することが困難となり，対人関係における問題を生じることがある。例えば，対人的
　に不安定な愛着関係となって両価的な矛盾した態度をとったり，無差別的に薄い愛着
　行動を示す場合がある。また，保護者以外の大人との間に，虐待的な人間関係を反復
　する傾向を示したりすることもある。
　イ．低い自己評価
　　自分が悪いから虐待されると思ったり，自分は愛情を受けるに値する存在ではない
　と感じたりすることがあり，そのため自己に対する評価が低下し，自己肯定感を持て
　ない状態となる。
　ウ．行動のコントロールの問題
　　暴力を受けたことで，暴力で問題を解決することを学習し，学校や地域で攻撃的・

衝動的な行動をとったり，欲求のままに行動したりする。
エ．多動
　刺激に対して過敏になり，その結果，落ち着きのない行動をとるようになる。発達障害，特に ADHD（注意欠如・多動症）に類似した症状を示す。
オ．心的外傷後ストレス障害（PTSD）
　虐待で受けた心の傷に適切な治療がないまま放置されることで，思春期等に至って問題行動を出現させる場合がある。
カ．偽成熟性
　大人の欲求に従って先取りした行動や，大人びた行動をとるような場合がある。一見「よくできた子ども」に思えるが，思春期等に問題を表出させる場合がある。
キ．精神的症状
　反復性のトラウマにより，記憶障害や意識がもうろうとした状態，離人感等の精神的に病的な症状を呈することがある。また，強い防衛機制としての解離が発現し，まれには解離性同一性障害に発展する。　　　　　　　（厚生労働省，2013 を一部改変）

　以上のように，虐待を受けた子どもは，心身に，回復のために長期の治療やケアが必要となる深い影響を受けるのである。

(3) 虐待と愛着

　虐待によって影響を受け，対人関係等，その後の社会生活に影響を及ぼすものに「愛着（attachment）」の問題がある。愛着とは，「危機的な状況に際して，あるいは，潜在的な危機に備えて，特定の対象との接近を求め，またそれを維持しようとする個体（人間やその他の動物）の特性」である（Bowlby, 1969/1982）。幼い子どもが養育者から離れて興味の向くままに動き回り（探索行動），離れると今度は不安そうな様子で養育者の元に戻ってくっつくというのはよく見かけることである。子どもは，養育者の元に戻ることで心地よさを感じ，安心感，安全感を回復させる。そして，再び養育者から離れて探索行動へと向かう。このような不安になってもすぐに安心感，安全感が回復されるという経験を繰り返すことで，子どもは，安心感，安全感をもたらしてくれる養育者を内在化させる。これにより，たとえ目の前にいなくとも守られているというイメージを持ち続けることができるようになり，不安を低減させていく。こうして養育者との間に愛着が形成され，安定する。そして，これが対人関係の基盤となり，他者への共感，自己イメージ（アイデンティティ）の基礎となる（Levy & Orlans, 1998）。

　愛着については，安心感，安全感を提供する側—養育者の態度によって，その形成・安定のあり方が異なってくる。Ainsworth et al.（1978）は，12 〜 18 か月の乳児を対象に「ストレンジ・シチュエーション法（Strange Situation Procedure）」[1] により，子どもと養育者の分離と再会の場面での行動を分析し，愛着の個人差—子ども及び養育者の特徴を測定し，4 つの愛着のパターンを見出した。また，George et al.（1996）は，「アダルト・アタッチメント・インタビュー（Adult Attachment Interview）」[2] を用いて言語行動から思春期・青年期以降の愛着に

---

1) 乳児を新奇な実験室に導き入れ，見知らぬ人に対面させたり，養育者と分離させたりすることによってマイルドなストレスを与え，そこでの乳児の反応を組織的に観察するという愛着のパターンを測定する実験方法のことである。

表 4-1　アタッチメント分類（子どもと成人），アタッチメントの分類による親の養育の特徴（北島，2021 を改変）

		子どもの特徴　（SSP による）	成人の特徴　（AAI による）	養育における特徴
組織化されたアタッチメント	回避型	（SSP における特徴） 　分離時に泣きや混乱を示すことはほとんどない。再会時には養育者を避ける行動も見られる。 （一般的な特徴） 　ある程度までの不安感では養育者には近接しない。養育者を安心の基地としては使わない。	アタッチメント軽視型（Dismissing） 　過去の記憶を思い出せなかったり，愛着対象の理想化などが見られ，語りの内容の真実性が低い。アタッチメント表象に近接することに回避的な傾向が見られる。潜在的にアタッチメント対象への近接を拒んでいると考えられ，自分の人格発達に早期のアタッチメント関係が影響していないと主張し，アタッチメントの価値にも重きを置いていない。	拒絶型（rejecting） 　距離を保って子どもを保護する方略をとっており，自分や子どものことを積極性のない，価値のない存在だと判断し，親子間での否定的な相互作用を語る。他の群との顕著な差は，認知的不活性化という防衛的な心理状態であり，子どものアタッチメント欲求を回避するか，価値のないものとしている。ただし，育児や保護を放棄しているのではない。
	安定型	（SSP における特徴） 　養育者との分離時に泣き，混乱を表すが，養育者との再会時には容易に鎮静化する。養育者との分離に際しても，実験者からの慰めを容易に受け取ることが可能である。 （一般的な特徴） 　不安な時に養育者に近接し不安感をやわらげる。養育者を安心の基地として使い，探索活動も活発である。	安定・自律型（Secure/autonomous） 　アタッチメントに関しての良い経験だけではなく，虐待などのつらい経験についても容易に触れることができ，バランスのとれた捉え方をしている。語りに高い一貫性が認められ，記憶の中のアタッチメント表象に防衛的でなく近接が可能である。アタッチメント関係の人生に対する重要性を高く認識している。	安心の基地 / 柔軟型（flexible） 　子ども，自分及び子との関係性について肯定的で現実的な応答をする。子育てについて，養育状況，子どもの性格や発達段階での必要性，親としての子育て目標，自分自身の必要性との関連を持つことができている。率直であり，防衛的な処理は優位でない。
	アンビヴァレント型	（SSP における特徴） 　分離時に強い不安と混乱を示す。再会時には積極的に身体接触を求めるが，その一方で養育者を叩くなど怒りを表出する。 （一般的な特徴） 　全般的に不安定で用心深く，養育者に執拗に接触していることが多く，安心の基地として離れて探索行動を行うことができない。	とらわれ型（Preocupied） 　質問に対して，首尾一貫した回答が困難であり，時折自ら語った内容に巻き込まれ，とらわれてしまい，情動を制御しきれなくなる。アタッチメントにまつわるつらい記憶を多く思い出し，それらが今ここで生じているかのような激しい怒りや恐れが語られることもある。アタッチメント表象の近接に関しては依存と葛藤が解決されていないと考えられる。	不確実型（uncertainty） 　行動的，表象的不確かさ。子どもを近くに置く方略をとり，依存を奨励するが，子どもの発する信号には敏感ではない。不確かな母親の表象は，肯定的 vs 否定的，良いこと vs 悪いこと，望むこと vs 望まないことを統合できない無力さ，つまり認知的分離（disconnection）によって特徴づけられる。
未組織状態のアタッチメント	無秩序・無方向型	（SSP における特徴） 　再会時には，近接と回避という本来ならば，両立しない行動を同時に（例えば顔を背けながら養育者に近づくなど），あるいは継時的に（例えば養育者にしがみついたかと思うとすぐに床に倒れこむ）などが見られる。養育者に怯えているような素振りをみせることもある。初めて出会う実験者やストレンジャーに親しげで自然な態度をとることが少なくない。 （一般的な特徴） 　行動方略に一貫性がなく，どこに行きたいのか，何をしたいのかが読み取りづらい。	未解決型（Unresolved） 　分離，死別，虐待などの特定の外傷体験について語るときに「魔術的な解釈」や「非現実的な思い込み」が確認できる。沈黙が不自然に長く続きフリーズしてしまうこともある。つまりある特定の事柄についてメタ認知が作動せず，語れなくなり，一貫性が著しく崩れるタイプである。過去に突然の分離や虐待体験を有しているにもかかわらず，解決できていないと考えられる。	無気力・無能型（helplessness） 　組織化に失敗している。養育に対して，一貫した方略がとれず，混乱している。子どもの保護を可能とする養育行動がとれない。1 回 1 回の行動が異なっていたり，あるいは無気力か何もしなかったりする。親は，子育てについて，無気力と手に負えない感覚（統制無能感）を抱いており，機能不全に陥っている。

注）SSP：Strange Situation Procedure, AAI：Adult Attachment Interview

ついて測定し，Ainsworth の愛着のパターンと対応する 3 つのパターンを見出した（表 4-1）。

　先述したように，愛着関係は対人関係の持ち方の基盤になる。表 4-1 でも触れられているように，養育者との愛着関係をうまく結べなかった子どもには，対人関係の持ち方，ひいては社会的場面において問題が生じる場合がある。これが深刻な場合，「愛着障害（Attachment disorder）」となる。

　愛着障害について DSM-5（『精神疾患の診断・統計マニュアル第 5 版』（American Psychiatric Association, 2013））は，「反応性愛着障害」，「脱抑止型対人交流障害」の 2 つがあるとしている。

　「反応性愛着障害」の基本的特徴は，養育者である大人に対する情緒的な関わりが欠如していることである。すなわち，安心感や安全感，愛情などを求める場面で，そうしたことがほとんどなく，大人の側から情緒的な交流を示した場合にもほとんど反応を示さない。養育者に対して非常に警戒的で甘えたいのに甘えられず優しい関わりをされたとしても恐怖，悲しみ，いらだちといった態度を見せる。

　「脱抑止型対人交流障害」の基本特徴は，愛着が拡散しており，無差別に愛情を求め，愛情を振りまくことである。初対面や見知らぬ人に無警戒に躊躇なく近づき，過度に馴れ馴れしい態度をとる。しかし，その反面，相手に執着するようなことがない。相手がその場からいなくなった場合には，最初からいなかったかのように振る舞う。この障害のある人は，一見人懐こい感じであるが，接近の程度が過度なため，警戒や困惑されたりうっとうしがられたりしがちである。

●非行と被虐待体験

(1) 非行少年の被虐待体験

　非行少年は，犯罪や触法，ぐ犯といった行為，すなわち，他人に危害を加えたり損害を与えたり，また，自己に対しても同様の行為をする加害者である。そんな彼／彼女らは，虐待の被害者であることは少なくない。法務省（2021）によれば，少年院に入院している少年のうち，男子は約 40％，女子は約 70％が被虐待行為の経験があると申告している（表 4-2）。

　法務総合研究所（2001）によると，非行少年の被虐待体験の詳細は，以下のとおりである。虐待の内容としては，身体的虐待が大部分を占め（男子：80.5％，女子：73.5％），これは，児童相談所への虐待の相談件数における内容別の内訳（24.4％）と比べても高い。また，女子においては，性的虐待の比率が 4.2％と，児童相談所への相談件数の内訳（1.1％）と比べて高くなっている（表 4-3）[3]。

表 4-2　少年院入院少年の被虐待別構成比（「令和 3 年版犯罪白書」より作成）
(男女別　%)

	身体的	性的	ネグレクト	心理的	虐待なし	不詳	合計
男子 (1,487)	30.5	0.2	4.2	3.0	60.9	1.2	100.0
女子 (137)	50.4	0.7	5.8	11.7	31.4	0.0	100.0

　2）子ども時代の両親との関係についての質問で構成された成人を対象にした半構造的な面接のことである。インタビューについては，語りの内容と語り方に注目して評定する。

表 4-3　少年院入院少年の虐待内容別構成比

（「令和3年版犯罪白書」「令和3年度全国児童福祉主管課長・児童相談所長会議資料」より作成）

（男女別　%）

	身体的	ネグレクト	性的	心理的	合計
男　子　(1,594)	80.5	0.5	11.1	7.9	100.0
女　子　　(133)	73.5	1.0	8.5	17.0	100.0
児童相談所内容別虐待相談 (205,029)	24.4	15.3	1.1	59.2	100.0

　虐待の加害の相手は，男女とも「家族及び家族以外の両方」からという者が最も多く，70%
強を占める（表 4-4）。また，加害行為が家族によるものの場合，虐待行為が「暴力」の場合，
男子では，その相手は，実父が 60% 以上であり，続いて実母が約 20% である。他方女子では，
実父，実母とも約 40% となっている。また，虐待行為が「性」の場合は，男子は，相手が実母
とするものが約 60% で最も多く，続いて実父（約 30%）となっており，女子の場合は，実父，
義父がそれぞれ約 44% となっている。「ネグレクト」について見てみると，男子では，実父，
実母がともに約 40% 前後となっており，女子の場合は，実母が約 56%，実父が約 28% となっ
ている（表 4-5）。

表 4-4　少年院入院少年の加害者別被虐待経験

（「法務総合研究所研究部報告 11—児童虐待に関する研究—（第 1 報告）」（2001）より作成）

（括弧内は%）

	男子	女子	合計
家族からのみ	43（　2.1）	7（　3.2）	50（　2.2）
家族以外からのみ	484（ 23.8）	37（ 16.9）	521（ 23.1）
家族と家族以外の両方	1,421（ 69.9）	167（ 76.3）	1,588（ 70.5）
なし	84（　4.1）	8（　3.7）	92（　4.1）
合計	2,032（100.0）	219（100.0）	2,251（100.0）

表 4-5　少年院入院少年の加害行為の内容別・主たる加害者別被虐待体験

（「法務総合研究所研究部報告 11—児童虐待に関する研究—（第 1 報告）」（2001）より作成）

（括弧内は%）

		実父	義父	実母	義母	祖父母	総計
男子	暴力	863 (65.7)	131 (10.0)	261 (19.9)	28 (2.1)	30 (2.3)	1,313
	性（接触）	4 (30.8)	1 (7.7)	8 (61.5)	0 (0.0)	0 (0.0)	13
	ネグレクト	36 (35.6)	7 (6.9)	45 (44.6)	9 (8.9)	4 (4.0)	101
	合計	903	139	314	37	34	1,427
女子	暴力	74 (42.0)	17 (9.7)	74 (42.0)	5 (2.8)	6 (3.4)	176
	性（接触）	4 (44.4)	4 (44.4)	1 (11.1)	0 (0.0)	0 (0.0)	9
	ネグレクト	5 (27.8)	1 (5.6)	10 (55.6)	2 (11.1)	0 (0.0)	18
	合計	83	22	85	7	6	203

　3）2000 年 7 月，少年院に入院中の中間期教育課程に在籍する全少年に対して調査を行ったもので，調査対象者は
2,560 名（男子 2,125 名，女子 229 名）ある。年齢は，14 歳以上 20 歳未満である。
　なお，虐待行為については以下の 5 つに分類して分析している。
　身体的暴力①（軽度）：たたかれる，つねられる，物を投げつけられるなどの暴力
　身体的暴力②（重度）：殴られる，蹴られる，刃物で刺される，首を絞められる，やけどを負わされるなど，血が出
　　　　　　　　　　　　たり，あざができたり，息ができなくなるような暴力
　性的暴力①（接触）　：自分の意志に反して性的な接触を無理強いされたこと
　性的暴力②（性交）　：自分の意志に反して，性交された（されそうになった）こと
　不適切な保護態度　　：1 日以上，食事をさせてもらえなかったこと

表4-6 少年院入院少年の被害経験の表出の有無と表出しなかった理由

「法務総合研究所研究部報告11—児童虐待に関する研究—（第1報告）」（2001）より作成

(括弧内は%)

被虐待群

		男子 暴力	男子 性(接触)	男子 ネグレクト	男子 計	女子 暴力	女子 性(接触)	女子 ネグレクト	女子 計
被害体験の表出の有無	言ったことがある	708 (49.9)	10 (29.4)	56 (54.9)	774 (49.8)	145 (79.2)	26 (51.0)	13 (68.4)	184 (72.7)
	言ったことがない	710 (50.1)	24 (70.6)	46 (45.1)	780 (50.2)	38 (20.8)	25 (49.0)	6 (31.6)	69 (27.3)
	総計	1,418	34	102	1,554	183	51	19	253
被害体験を表出しなかった理由	たいした被害でなかった	127 (20.4)	8 (44.4)	9 (8.7)	144 (19.3)	8 (25.8)	1 (7.1)	2 (10.5)	11 (17.2)
	自分で解決しようと思った	62 (9.9)	1 (5.6)	7 (6.8)	70 (9.4)	3 (9.7)	3 (21.4)	0 (0.0)	6 (2.4)
	言うのが恥ずかしかった	60 (9.6)	7 (38.9)	6 (5.8)	73 (9.8)	6 (19.4)	11 (78.6)	3 (15.8)	20 (31.3)
	人に迷惑をかけると思った	23 (3.7)	1 (5.6)	2 (1.9)	26 (3.5)	2 (6.5)	1 (7.1)	1 (5.3)	4 (1.6)
	言っても無駄だと思った	256 (41.0)	3 (16.7)	27 (26.2)	286 (38.4)	14 (45.2)	3 (21.4)	2 (10.5)	19 (7.5)
	言うとかえってひどい目に遭うと思った	38 (6.1)	0 (0.0)	6 (5.8)	44 (5.9)	8 (25.8)	3 (21.4)	2 (10.5)	13 (20.3)
	自分が悪いと思った	345 (55.3)	0 (0.0)	9 (8.7)	354 (47.5)	15 (48.4)	2 (14.3)	1 (5.3)	18 (28.1)
	総数	624	18	103	745	31	14	19	64

一般被害群

		男子 暴力	男子 性(接触)	男子 計	女子 暴力	女子 性(接触)	女子 計
被害体験の表出の有無	言ったことがある	1,967 (64.6)	214 (41.9)	2,365 (62.1)	232 (78.1)	258 (63.9)	2,855 (63.3)
	言ったことがない	1,078 (35.4)	297 (58.1)	1,444 (37.9)	65 (21.9)	146 (36.1)	1,655 (36.7)
	総計	3,045	511	3,809	297	404	4,510
被害体験を表出しなかった理由	たいした被害でなかった	217 (22.5)	85 (42.7)	313 (25.5)	10 (17.2)	1 (2.4)	324 (24.4)
	自分で解決しようと思った	264 (27.4)	31 (15.6)	301 (24.5)	10 (17.2)	3 (7.1)	314 (23.7)
	言うのが恥ずかしかった	172 (17.8)	77 (38.7)	269 (21.9)	18 (31.0)	11 (26.2)	298 (22.5)
	人に迷惑をかけると思った	106 (11.0)	8 (4.0)	118 (9.6)	8 (13.8)	1 (2.4)	127 (9.6)
	言っても無駄だと思った	378 (39.2)	45 (22.6)	442 (36.0)	28 (48.3)	3 (7.1)	473 (35.6)
	言うとかえってひどい目に遭うと思った	233 (24.2)	18 (9.0)	264 (21.5)	29 (50.0)	3 (7.1)	296 (22.3)
	自分が悪いと思った	138 (14.3)	9 (4.5)	165 (13.4)	11 (19.0)	1 (2.4)	177 (13.3)
	総数	964	199	1,227	58	42	1,327

表 4-7　少年院入院少年の被虐待への対処行動

（「法務総合研究所研究部報告 11—児童虐待に関する研究—（第 1 報告）」（2001）より作成）

	被虐待群							
	男子				女子			
	暴力	性（接触）	ネグレクト	計	暴力	性（接触）	ネグレクト	計
やめるように言った／言ってもらった	224 (15.8)	8 (27.6)	14 (13.6)	246 (15.9)	63 (34.6)	6 (17.6)	2 (10.5)	71 (30.2)
家出した	734 (51.9)	5 (17.2)	56 (54.4)	795 (51.4)	135 (74.2)	15 (44.1)	8 (42.1)	158 (67.2)
じっと我慢した	705 (49.8)	10 (34.5)	54 (52.4)	769 (49.7)	102 (56.0)	19 (55.9)	14 (73.7)	135 (57.4)
気にしたり，考えたりしないようにした	251 (17.7)	6 (20.7)	18 (17.5)	275 (17.8)	27 (14.8)	14 (41.2)	6 (31.6)	47 (20.0)
自殺しようとした	96 (6.8)	2 (6.9)	13 (12.6)	111 (7.2)	43 (23.6)	7 (20.6)	3 (15.8)	53 (22.6)
自分の体を傷つけた	86 (6.1)	1 (3.4)	8 (7.8)	95 (6.1)	56 (30.8)	9 (26.5)	4 (21.1)	69 (29.4)
家に閉じこもった	42 (3.0)	0 (0.0)	9 (8.7)	51 (3.3)	9 (4.9)	2 (5.9)	3 (15.8)	14 (6.0)
何もしたくなくなった	256 (18.1)	2 (6.9)	25 (24.3)	283 (18.3)	48 (26.4)	10 (29.4)	4 (21.1)	62 (26.4)
趣味・スポーツをした	116 (8.2)	0 (0.0)	4 (3.9)	120 (7.8)	4 (2.2)	0 (0.0)	1 (5.3)	5 (2.1)
八つ当たりや嫌がらせをした	384 (27.1)	3 (10.3)	34 (33.0)	421 (27.2)	60 (33.0)	4 (11.8)	4 (21.1)	68 (28.9)
酒を飲んだ／薬物を使用した	202 (14.3)	1 (3.4)	30 (29.1)	233 (15.1)	80 (44.0)	9 (26.5)	7 (36.8)	96 (40.9)
相手にやり返した／仕返しをした	276 (19.5)	2 (6.9)		278 (18.0)	46 (25.3)	1 (2.9)		47 (20.0)
自分も他の人に同じようなことをした	236 (16.7)	2 (6.9)		238 (15.4)	47 (25.8)	2 (5.9)		49 (20.9)
総数	1,415	29	103	1,547	182	34	19	235

	一般被害群					
	男子			女子		
	暴力	性	計	暴力	性	計
やめるように言った／言ってもらった	494 (29.0)	121 (34.4)	615 (29.9)	100 (33.9)	72 (45.9)	172 (38.1)
家出した	189 (11.1)	7 (2.0)	196 (9.5)	36 (12.2)	8 (5.1)	44 (9.7)
じっと我慢した	1,553 (91.1)	102 (29.0)	1,655 (80.5)	158 (53.6)	58 (36.9)	216 (47.8)
気にしたり，考えたりしないようにした	632 (37.1)	122 (34.7)	754 (36.7)	57 (19.3)	61 (38.9)	118 (26.1)
自殺しようとした	108 (6.3)	6 (1.7)	114 (5.5)	36 (12.2)	13 (8.3)	49 (10.8)
自分の体を傷つけた	93 (5.5)	1 (0.3)	94 (4.6)	55 (18.6)	21 (13.4)	76 (16.8)
家に閉じこもった	233 (13.7)	8 (2.3)	241 (11.7)	35 (11.9)	9 (5.7)	44 (9.7)
何もしたくなくなった	329 (19.3)	23 (6.5)	352 (17.1)	53 (18.0)	27 (17.2)	80 (17.7)
趣味・スポーツをした	145 (8.5)	13 (3.7)	158 (7.7)	3 (1.0)	2 (1.3)	5 (1.1)
八つ当たりや嫌がらせをした	563 (33.0)	14 (4.0)	577 (28.1)	41 (13.9)	9 (5.7)	50 (11.1)
酒を飲んだ／薬物を使用した	566 (33.2)	34 (9.7)	600 (29.2)	110 (37.3)	51.5 (32.8)	58 (12.9)
相手にやり返した／仕返しをした	1,031 (60.5)	29 (8.2)	1,060 (51.5)	104 (35.3)	10 (6.4)	114 (25.2)
自分も他の人に同じようなことをした	673 (39.5)	23 (6.5)	696 (33.8)	49 (16.6)	3 (1.9)	52 (11.5)
総数	1,705	352	2,057	295	157	452

　こうした家族からの虐待を受けた経験のある非行少年は，虐待を受けたことにどのように対処するのだろうか。それを示したのが表4-6である。

　男子は，約半数が「言ったことがない」とし，女子は25％強が「言ったことがない」としている。ただし，この比率は男女とも経験した虐待の内容によって異なり，虐待の内容が「性」の場合，男子は約70％，女子も約50％が「言ったことはない」としており，男女とも加害者が「家族以外の者」の場合（一般被害群）と比べて，多くなっている。このように特に性的虐待を受けた経験のある少年院入院少年は，虐待被害について，周囲に相談しないことが多い。

　では，なぜ相談しないのか。被害の内容が「暴力」の場合，最も多い回答は，男女とも「自分が悪いと思った」（50％前後）であり，次いで「言っても無駄だと思った」（約40％）である。また，被害の内容が「性」の場合には「言うのが恥ずかしかった」が男子で約40％，女子では約80％を占めている。

　親の虐待が先か，少年の問題行動が先かは別にしても，少年たちは，非行という形で事件化される以前に，保護者による指導が必要な問題行動を起こしている場合が少なくないことは想像される。しかし，これらの結果からは，その指導が，虐待という理不尽な状況に置かれても「自分が悪い」と自己責任として収め，また，理不尽さを感じても「言っても無駄」と諦念している様子がうかがえる。また，虐待の内容が「性」の場合には，男女とも恥ずかしさも加わって誰にも言えずにいると言えよう。

　その被虐待体験を理不尽に感じながらも誰にも言えないでいる少年たちは，どのように対処しているのだろうか。

　非行少年が虐待を受けた時の対応は表4-7のとおりである。男子の場合，「家出」をしたり「我慢」したりすることが最も多い（いずれも約50％）。また，虐待の内容が「暴力」の場合には，「八つ当たりや嫌がらせ」，「やり返す，仕返しをする」というものも少なくない（それぞれ約25％，約20％）。また，「ネグレクト」の場合には，「何もしたくなくなった」というのが約25％，「飲酒，薬物使用」が30％強と比較的高くなっている。

　他方女子の場合を見ると，男子同様，「家出」，「我慢」が最も多い（それぞれ約70％，約60％）。虐待の内容が「暴力」の場合，「家出」，「我慢」が最も多く（それぞれ約75％，約55％），次いで「飲酒，薬物使用」が約45％を占める。また，「自傷行為」も約30％，「自殺企図」も約20％に上っている。

　非行少年が虐待の被害に遭った場合，家庭から離れる「家出」をすることが少なくない。また，八つ当たりや仕返しといった他への攻撃行動をとることや，「飲酒，薬物使用」といった自棄的な行動をとることが認められる。女子の場合，自傷行為や自殺企図といった行動をとることもある。すなわち，虐待を受けた子どもが非行をするのは，じっと我慢するが，それによるストレス状況から家出をする，あるいは，ストレス解消を一因として，他者または自己への攻撃を発露することによるのである。

(2) 被虐待体験のある少年の非行

　前項で，被虐待体験のある非行少年の実情を概観したところ，心理的には自己否定感情が大きいことや，無力感が強いことがうかがえた。また，虐待から物理的心理的に逃れるために，種々の行動を起こしていることも判明した。逆境から抜け出す行動をとるのは，自己を守るためには当然のことである。ただ，その行動が法に抵触した場合，「非行」ということになり，虐

待の被害者である少年は，犯罪・触法行為をしたということで加害者の立場へと身を置くことになる。

　彼／彼女らが虐待を回避し，自己を守るための行動が「非行」になって表れた場合，その表れ方は，大きく次の4つに類型化される。以下では，それぞれの類型について概説していく。

　1）家　　出　　虐待を受けた少年は，虐待を回避するために家庭から逃れる。その逃れる行為の一つが「家出」である。家出をした少年の多くは，自立した生活をする術は持っていない。また，家庭を離れた少年の心細さは想像に難くない。家出した少年は，生活のため，心情の安定のために仲間を求める。しかし，家出をした少年が仲間にできる者は，夜遊びや無断外泊など少年と同じように家出をした者たちとなる。保護者が不在の中で出会う者たちは，寄り添い，凝集性を高めようと行動を共にする。行動を共にした少年たちは，不良仲間となる。また，心細さを一時であっても忘れるため，心細さを払拭するために，無理してでも気分を高揚させようとする。そのための行為が暴走行為や徒党を組んでの問題行動といった非行行為となる。また，生き延びるために衣食住の生活の確保は必須であり，そのために食料品や現金が必要となって窃盗や恐喝などを起こすことも少なくない。

　2）暴力・粗暴行為　　暴力＝身体的虐待を受けてきた少年は，暴力によって物事が解決されることを，身をもって知っている。そして，暴力・粗暴な行為に対する心理的な抵抗感は低いままになっているところがある。また，親の暴力を受けて学習し，自らも粗暴な行動傾向を持つようになる。それゆえ，自らも暴力を物事の解決手段として使うようになる。また，親からの暴力で自己評価が低くなっている少年は，それを補償するかのように強いものに自分を重ね同じように振る舞おうとする。すなわち，暴力をふるってきた親に同一化して，同じような行動をとりがちになるのである。

　また，暴力・粗暴行為は感情に任せて行動することであり，感情のコントロールの未熟さがあると言える。虐待を受けてきた子どもたちは，物事を被害的に受け取るなど周囲の様子に過敏で自己中心的なところもある。さらには，被虐待体験がフラッシュバックされ，怒りのトリガーが引かれやすくなっている場合もある。このことが，周囲からは些細なことと思われる場面でも怒りを爆発させがちなことにつながっており，暴力・粗暴行為を容易にさせている一因になっている。

　前項で触れた暴力を受けてきた少年の被虐待への対処からも「八つ当たり，嫌がらせをした」，「仕返しをした」，「自分も他の人に同じようなことをした」という者が多く，暴力の連鎖が生じているといえる。

　3）薬物依存　　被虐待体験のある少年たちは，暴力等を受けることについて「自分が悪いから」と原因を自分に帰するところが小さくない。確かに説諭の端緒が本人にある場合も少なくない。しかし，それに対する親の対応が暴力というのは本来，容認できるものではない。それでも少年たちは，自分を非難するのである。当然，自己評価，自己肯定感は低下する。そうしたことから一時であっても逃れ，つらい現実を忘れさせてくれるものとして薬物を使用する。橋本（2004）は，このことを「解離状態を意図的に作っている」と述べている。また，自己肯定感の低さを自分に刻印づけ（ラベリング）する，すなわち，自分を傷つけ，「ダメな自分」を

自分で証明するかのように薬物を使用するという心性も働き，薬物の使用を繰り返す。

　また，薬物の使用は，単独でということばかりでなく，仲間と一緒にということも少なくない。これは一緒に同じことをすることで仲間との一体感，連帯感を得られること，すなわち，孤独感・孤立感から解放されることが動機となっている。

　4）性的逸脱行為　　性的虐待という理不尽な体験によって，子どもは，性は不潔で汚らわしいもの，あるいは，性的行為があることが愛情の唯一の証であるなど，いずれにしても性に対してどこか歪んだ認識を持つようになる。また，少年は，自分を汚れてしまったものと認識し，自尊心を低下させ，自棄的な行動をとりがちになる。性的行為が愛情を得るための方法であるという認識を持つこともある。このようなことで性的行為を行うことに対する抵抗感が小さくなる。

　また，自分の性の軽視は，例えば，家出生活のために売春行為をするような生活や，依存欲求を充足させるための手段（道具）として自分の性を用いることにもつながる。

　さらには，それまで被害として性的な行為をされてきたという受け身的な立場にあったことに対して，主体性を回復させようとして，いわゆる「暴露行動」として，させられているものではなく，自らしているという意識の転換を図るために，自発的・能動的に性的行動をとることもある。

　このようなことを背景に，特に性的虐待を受けてきた少年が性的な逸脱行動をとる場合が少なくない。

（3）事例にみる虐待と非行

　保護者による被虐待経験がある少年の非行に基づいて，実際の虐待経験と非行の関連について見ていく。なお，事例は，プライバシー保護に配慮し，本質を損なわない限りにおいて改変を加えている。また，氏名はすべて仮名である。

事例1　ネグレクト状態で育った男子中学生の強制わいせつ未遂

　事件当時中学3年生であったアキカズは，いたずら目的で，ショッピングセンターのトイレに小学生の女児を連れ込んだ。女児が大声で泣き叫んだことからすぐに発覚し，逮捕された。

　アキカズは，インターネットで類似の動画を観て興味を持ち，まねたとのことであった。アキカズは，父母が2年前に離婚し，父と二人暮らしである。父は，システムエンジニアで多忙で帰宅は深夜になる生活が続いている。父母の離婚の理由は，母の精神疾患である。母は，アキカズが3歳頃に発症し，以後，自宅で寝て過ごすことが多くなった。家事はするものの，食事の支度は，アキカズが「お腹が空いた」というと作り始めるが，料理に時間がかかり，夕食ができあがるのは，午後9時くらいになることも頻繁であった。午前0時に食べるということもあったという。面接でアキカズは，そのような生活について「何とも思わない，言っても変わんないし」と振り返った。小学校は遅刻，欠席はなく，成績も中くらいであった。ただ，友人がおらず，休み時間もじっと席に座って過ごしていたという。アキカズによれば，その頃から，自分から何かをしたいと言い出したり人にものを頼んだりすることはなかったという。

　〔事例について〕

　アキカズは，多忙でほとんど不在の父，精神疾患のためにほとんど子どもの世話ができない

母のもとで養育されてきた。アキカズは，両親と同居しているものの，ネグレクトの状態にあった。そのため，大人への信頼感は乏しく，無力感も大きい。また，対人関係の持ち方も未熟である。不平や不満があったとしてもそれが自覚できているかは怪しく，表明もできない。日頃はおとなしいと評価されるアキカズの心性には，親のネグレクトの影響による回避・麻痺といった心理・行動面の課題があると推察される。今回の非行は，こうしたことを背景に，思春期になって亢進した女性への興味が誤った形で表出されたという一面を持つものと言える。

事例2　ネグレクトと暴力のもとで育った男子少年の強盗

　19歳のタイセイは，当時の雇主と一緒に強盗事件を起こした。雇主が会社の借金を返済するためのもので，タイセイは話を持ち掛けられ，自分には何も得になる話ではないが，雇主に嫌われたくない，見放されたくない一心で，最後まで躊躇しながらも加担したとのことであった。
　タイセイは，高校中退後，パチンコ店で雇主と知り合い，雇主の経営する内装会社に就職した。時には厳しいが，まるで自分の子のように可愛がってもらったという。
　タイセイは，父母と妹の4人家族であった。父は，元暴力団員で支配的ですぐに激高し，殴って叱られることがしばしばだった。一方母は気分屋で，何をきっかけに怒り出すかわからないところがあった。そのため，タイセイは，幼い頃から父母の顔色をうかがいながら暮らしてきた。中学3年生の頃には，父の女性関係を理由に父母が離婚し，父が別居となった。母もその後まもなく男性のもとへと出て行った。母が戻ってくるまでの約4か月，タイセイは妹と二人だけの生活となった。親が不在となってすぐに電気，ガスが止まり，食事にも困る生活であった。また，夜は，家よりも明るいと公園で過ごすことが多かった。タイセイは「捨てられた」と思い，自分で生きていくしかないと感じていたという。

［事例について］

　タイセイにとって強盗によって金が入るわけではなかった。しかし，断ることは，仕事はもちろん，何より雇主と関係を失うことであった。ようやく得られた居場所と安定した人間関係を失いたくないという思いがあった。非行を起こしてまでも執着するのには，顔色をうかがい，嫌われたくないという思いにとらわれたことがある。そしてそれは，かつての不安定で激しい親の養育態度，そして何より「捨てられた」経験による見捨てられることへの恐怖心の強さが色濃く反映していると考えられた。

事例3　性的虐待を逃れるために家出をした女子中学生のぐ犯

　中学3年生のレミは，深夜繁華街の路上で寝ているところを保護された。レミは，家出中で1か月あまり自宅に帰っておらず，友人や街中で知り合った人のマンションに泊めてもらい，友人と万引きなどで食料や衣類を得て生活していた。さらには「パパ活」と称して売春行為をして寝る場所と生活費を確保していた。売春行為についてレミは，「何とも思わない，自分が好きでしている」という。補導されたとき，左腕には幾筋もの傷があり，それらはレミ自身がカッターでつけたものであった。これらの家出，売春行為，自傷行為を理由にレミは，「ぐ犯」で家庭裁判所に通告された。
　レミの家出の理由は，義父からの性的虐待であった。レミは，生まれてすぐ父母が離婚し，母と二人暮らしであった。母は，昼夜仕事をしており，レミは，ほとんど家で，一人で過ごす生活であった。レミが小学4年生頃母の再婚により義父が同居するようになった。義父とは，初めはうまくいっていたが，レミが小学6年生のとき，母と義父の間に子が生まれた直

後から義父は，レミの粗を探しては怒鳴りつけ，しつけと称して暴力をふるうようになった。母は義父を制していたが，やめさせることはできずにいた。中学に入学して間もない頃，レミは，寝ているときに義父から体を触られた。その後も何度か続き，次第にエスカレートしていった。レミは怖くて声も出せず，我慢するだけだった。母にも一切話せずにいた。レミは，夏休みの終わり頃，友人の家に行くと言って家を出，そのまま帰らなくなっていた。

〔事例について〕

レミの家出は，義父による心理的・身体的・性的虐待から避難するためであった。また，家出中の数々の逸脱行動は，家出生活を維持するためのものであった。また，レミが躊躇なく逸脱行動―売春行為も含め警戒心なく人と関わってしまうのは，自尊心の低さや脱抑制的な愛着の問題があると考えられた。また，特に性的逸脱行動には，過去に義父から受けた性的虐待，すなわち，受け身的であったことを，自分からしているという能動的なものに変えて主体性を回復させるという意味合いがあったと考えられる。

事例4　父の暴力のストレスを発散するために繰り返す男子少年の窃盗

ショウヘイ（18歳）は，公園や図書館等の駐輪場に停めてある自転車の籠からバッグを盗むことを繰り返して逮捕された。現金が目的で手に入れた金は，すべてパチンコ遊びに使っていた。

ショウヘイは，若干ではあるが，知的障害があった。小学校の頃，学校側から指摘されたが，父母は受け入れられず，「それがどうした」と言って普通に接してきた。ショウヘイは，何事もこつこつと取り組むタイプであったが，人並みにできないこともあり，できないことで父から段って叱られることが少なくなかった。ショウヘイ本人もできない自分を不甲斐なく感じることが少なくなく，そうしたときはゲームセンターで遊んで気分転換していた。すぐにゲームの面白さにはまり，ゲームのために家の金を持ち出すようになった。親に見つかり，父からは激しく叱られた。するとまたストレス発散のためにゲームをするということが繰り返されていた。ショウヘイは，中学卒業後，職業訓練校を経て工場に就職した。勤務態度はまじめだが，ミスが多く先輩に説諭されることもしばしばであった。仕事のストレス発散のためにパチンコ遊びをするようになり，パチンコ代欲しさに母に無心し，給料もすぐに使い果し，生活費を入れないなど金遣いが荒くなった。金遣いについて父母に注意され，父からはパチンコ店から引き摺り出されて段られ，警察官が駆けつけたこともあった。仕事のストレス，親の説諭と生活の管理の厳しさからパチンコ遊びにますますのめり込み，パチンコ代欲しさに窃盗を繰り返すようになった。

〔事例について〕

ショウヘイの親は，少年の知的な問題を直視せず暴力をもって説諭してきていた。これは，ショウヘイにとって脅威であり不快なものでしかなく，ストレスを亢進させるだけであった。そして，ストレス発散の方法がゲームやパチンコであった。しかし，パチンコに傾倒して金遣いが荒くなり，遊興費，生活費に困窮し，さらにその生活態度について説諭されるという悪循環にはまり，ついには窃盗に至っている。この悪循環には，ショウヘイの性格・行動傾向上の問題はあるが，それとともにショウヘイへの理解の乏しさに起因する親の不適切な養育が大きく影響していると言える。

(4) 被虐待経験のある非行少年の理解と支援

1) 自尊心・自己肯定感の回復　　虐待を受けた経験を持つ非行少年は，非行のない被虐待児と同様，自尊心が低い。親から心理的，身体的な虐待を受けてきたということは，非難され，虐げられ，否定されてきたことに他ならない。当然，褒められ，評価されるという体験は少なく，自信や自己肯定感，自尊心を持ちにくい。むしろ，自己否定的である。このため，事例1のアキカズのようにすべてに対して自分ではどうにもならないという体験の積み重ねから無気力になったり，事例2のタイセイのようにひたすら他者からの評価を求めるようになったり，事例3のレミのように自棄的な行動をとりがちとなる。また，事例4のショウヘイのように，周囲から低い評価しかされないことで自尊心が傷つき，それがストレスとなることもある。

　非行は，他者に自分の力を顕示，誇示する行為であるが，その奥には，矮小感を抱えた心性があり，非行は，その補償のためのもの，すなわち，一見，威嚇的であったり高圧的であったりする少年たちの態度は，強がりとも言える虚勢であることが少なくない。また，身体的虐待を体験してきた少年たちは，さらされた暴力により，問題解決の方法として暴力や粗暴な態度を誤学習しているところがあり，この傾向は一層顕著となる。

　この表出された威嚇的，高圧的な態度は，接する側の反発心，攻撃性を喚起させる。しかし，それによって少年たちと対峙するのであれば，それは，単なる衝突としかならない。虐待のある少年を支援するためには，表出されたこれらの行動や態度の背景にある心性に対するまなざしを外さないこと，まずは自尊心や自己肯定感の回復に向けた種々の働きかけを行うことが肝要となる。

2) 適切な対人関係構築能力の涵養　　虐待を受けた子どもは，愛着の問題を抱えていることが多く，これが非行行動の背景になっていることが少なくない。「反応性愛着障害」の傾向が強い少年は，情緒的な関わりが乏しかったことで，自身の情緒的発達が未熟なままになっている。そのため，自分の欲求や情緒を，単なる不快感としか自覚できなかったり，他者の情緒の理解や想像がしにくかったり，共感できにくかったりするところがある。事例1のアキカズは，ネグレクトの状態が長かったことでまさにこの状況にあり，思春期になって高じた性的な欲求に適切に対応できなかった結果というところが大きい。また，警戒心が強いために人が関わってくることに対して気持ちが動揺する場合が少なくないが，前述したように情緒の発達が未熟なために不快としか感じられず，攻撃的・衝動的な行動を発現させ，暴力行為といった非行となることがある。

　他方，「脱抑制型対人交流障害」の傾向が強い少年は，「反応性愛着障害」の傾向の少年とは逆で，他者に対する警戒感が低く，心理的な距離が不自然なほど近い。満たされてこなかった愛情関係を求めて過度な甘えを示すのである。この距離感の不適切さは，例えば，事例3のレミのように，性的な逸脱行動も厭わないという状況を招きやすくする。その場合，当然，被害に晒されることになる。また，馴れ馴れしさが，相手に警戒感を抱かれたり，「生意気」な態度と捉えられたりして対人トラブルを招くことも少なくない。

　また，これらの両方の傾向が強い場合には，事例2のタイセイのように，一方で，他者を信用・信頼する気持ちを持てず，他方では，無批判に追従するという不安定な対人関係をとり続けるということになり，常に不安定な人間関係の持ち方しかできなくなる。

　これらの傾向のある少年には，適切な対人関係を構築できるようにする支援が不可欠であ

り，そのためには，愛着の再形成が必要となる。愛着の成り立ちには，社会的発信，社会的共振性，情動伝染，相互同期性の促進が必要であり，信頼できる他者（養育者）との適切な呼応のある安定した相互関係が欠かせない（遠藤，2005）。愛着に課題があり，対人関係の持ち方の問題が背景にある非行少年には，保護者あるいはそれに代わる養育者との信頼関係を築き，恒常的に安心して良いという認識ができる人間関係での適切で呼応的な関わりの体験を内在化させる支援が必要となる。

　　3）被害感情へのケアと加害行為への反省　　非行少年は，窃盗や暴行，傷害など，他人に被害を与える加害者である。しかし，彼／彼女らの心には，虐待を受けてきた被害者という気持ちがある（橋本，2004；廣井，2007；村尾，2012 など）。周囲からの評価と少年自身の思いは真逆なのである。周囲が加害に対する責任や反省を求めるのは当然であり，少年が自分の起こした非行の責任と向き合い，反省を深めることは不可欠である。しかし，それだけにとどまるのであれば，少年は，周囲の無理解に悔しさ，悲しみを覚え，被害感を強めるだけになる。働きかける周囲に心を閉ざし，ますます孤立感を高め，非行を散見させていた頃の仲間とのつながりを支えにするしかなくなる。少年らは，「自分自身の被害者意識と被害者理解の乖離」（村尾，2008）の状態のままとなり，「自分の方がもっと不幸」と被害者を虐げる構えを持ち続けることにもなる。非行からの離脱は望めなくなる。

　　事例 1 のアキカズは，面接でも「覚えていません」，「別に何とも思いません」とこちらの働きかけを流すことが多かった。こちらがアキカズのためにと思って何かをしようとしても受け流した。面接者としては，そのたびに無力感に覆われた。しかし，この無力感こそが，アキカズが味わわされてきた無力感と気づくことでアキカズに寄り添えるようになった。事例 2 のタイセイは，こちらの質問にきちんと応えた。ただ，家庭のことだけはすっぽりと抜けたように触れなかった。触れないという事実と想像したその意味を話題にしたとき，タイセイはようやく家庭への思いを話し出した。事例 3 のレミは，面接で 14 歳の少女が体験するようなことではない過酷な家出生活についてケラケラと笑いながら話した。その不釣り合いを指摘したとき，レミは初めて真顔になり，つらさを涙しながら語った。

　　加害者である彼／彼女のつらさにまなざしを向けたとき，彼／彼女にしてみれば，被害についてまなざしが向けられたとき，初めて蓋をしていた虐待の体験について振り返る。自分の被害者としてのつらさを整理できることで，自分がもたらした被害，被害者の心情を自分が受けてきた被害に照らして向き合うようになる。被虐待体験をもつ非行少年の反省を巡っては，少年自身の被害感情のケアを出発点にして，自らの加害，そして，かつての自分が置かれていた立場と同じ立場にある被害者の苦しみの理解へと向かえるよう伴走することが肝要となる。

（5）被虐待経験のある非行少年の保護者の理解と支援

　　虐待が相談内容とされた場合，虐待を受けている子どもを児童相談所が一時保護し，その後施設等で養育するなど，虐待の加害親と被害を受けている子どもを引き離すことが少なくない。しかし，非行の場合，処遇を決める大きな要因は，少年本人の非行性や起こした非行の重大性・悪質性であり，虐待はあくまでも非行の背景とされがちである。そのため，虐待や不適切な養育という家庭の問題がある場合にも，少年が少年院等の施設に収容されるのではなく，家庭に帰住すること＝加害親と同居を続けることになるケースが少なくない。このことから考

えると，被虐待体験を持つ非行少年の立ち直り支援には，保護者―非加害親とともに加害親への支援の重要性は大きいと言える。

　しかし，その保護者には，子どもへの行為について，あくまでも「しつけ」という認識にとどまり，虐待に当たるという認識が乏しいことが多い。「子どものためを思って」と信じて行っていることもある。しかし，それがうまくいかずに子どもの反発を招き，保護者はさらに厳しくするという悪循環が発展していくこともまれではない。事例4のショウヘイのケースは，まさにこの状況が行き着いた先と言えよう。

　虐待発生の親の要因（発生機序）について，棚瀬（1996）は，次の4点を指摘している。

　①親自身の乳幼児期における被虐待体験あるいは被剥奪体験

　②子どもに対する認知的歪曲

　③限界を超えた危機的状況の存在

　④社会的援助の欠如

　すなわち，親自身がかつて虐待を受けてきており，子どもの適切な養育に対するイメージをそもそも持っていなかったり，愛着に問題を抱えていたりするため，子どもの行動に対して，自分が否定，無視されているように感じたり，子どもから「ダメな親」と思われたりしているのではないかと被害的に考えたり，子育てに不安や心配，困難感といった否定的なことばかりを考えたりするようになってしまっているのである（中谷・中谷，2006）。また，こうした苦悩が高じたり，親自身の精神疾患等の問題があったりすることで虐待のリスクはさらに高い状況になる。加えて，このような親自身の問題（病理）だけでなく，ひとり親家庭に顕著な家計の困窮，仕事のために子育てに投じる時間と質の不足という問題（環境）も相まって危機的状況が限界を超えているということがある（周，2019）。さらには，それに対する社会的支援を求めない，求められないことによる孤立ということでリスクが大きくなっている。

　上述した実情からうかがえるのは，親も子の監護に苦悩し，その状況から逃れられないところに追いやられている状況にあるということである。誤解を恐れずに言えば，少年が親からの虐待によって非行を起こさざるを得ない状況にあるのと同じように，親は子どもへの虐待を起こさざるを得ない状況にあると言える。すなわち，親もまた虐待の加害者ではあるが，被害者という意識があるのである。これは，被虐待体験のある非行少年と共通する心理状態であり，虐待の連鎖の結果と言える。虐待の渦中にある親（加害親）の支援プログラムである「MY TREE ペアレンツプログラム」では，子どもへの怒りの背後にある親自身の被虐待体験を丁寧に取り扱い，怒りの根源に触れることで，子どもへの対応が見直されていくという（森田，2018）。

　虐待のある非行少年の保護者には，こうした状況があり，根底にはこのような心情を抱えているということを前提に，非行少年本人と同様の理解と支援が必要になるのである。

●おわりに

　虐待の被害がある子どもが非行を起こすこと，被虐待体験を持つ非行少年への支援について述べてきた。虐待の被害と非行という加害行為には結びつきがあり，その支援に当たっては，被虐待体験のある非行少年は，加害―被害というねじれた関係が併存するという複雑な状況にあることを前提に考える必要がある。ただし，小畠（2008）が述べているように，被虐待体験

は，非行の説明概念となっても理由にはならない。虐待という被害体験にのみ焦点を当てた心理支援では，その立て直しを少年本人にのみ求めることになる。また，加害行為，すなわち，少年がもたらした被害，生み出した被害者への責任と反省に向き合うことも望めない。支援には“虐待”が非行の原因ではなく，虐待のある家庭環境や，虐待によってもたらされた器質的なダメージ，心理的な特性，社会生活，対人関係など，阻害されてきた種々の問題が輻輳して“非行”という好ましくない行為・行動へと帰結したと捉えることが不可欠である。

　また，更生支援は，被害体験を取り上げなければできないわけではなく，被害体験を取り上げることは，言い訳に甘んじさせるという意見もある。しかし，被害感が自らの加害に向き合うことを阻害するというのであれば，その覆いを外すことは必要である。過去に被害体験を持ち，加害者となっているというある意味の矛盾を抱えた人に対して支援者が，その矛盾のある状態にあることをそのまま取り上げるとき，少年は，被害と加害という立場を超えた人間関係を構築する基礎を築けるようになるのかもしれない。被虐待体験のある非行少年の理解と支援は，そうしたことを目指すものと言えよう。

引用文献

Ainsworth, M. D. S., Blehar, M. C., Waters, E., & Wall, S. (1978). *Patterns of attachent.* Hillsdale, NJ: Lawrence Erlbaum Associates.
American Psychiatric Association (2013). *Diagnostic and statistical manual of mental disorders* (5th ed.). Washington, DC: American Psychiatric Publishing.（日本精神神経学会（日本語版用語監修）　高橋三郎・大野裕（監訳）(2014). DSM-5 精神疾患の診断・統計マニュアル　医学書院）
Bowlby, J. (1969/1982). *Attachment and loss*：Vol.1. *Attachment.* New York: Basic Books.（黒田実郎（他訳）(1991). 母子関係の理論I　愛着行動　岩崎学術出版社）
遠藤利彦 (2005). アタッチメント　生涯にわたる絆　数井みゆき・遠藤利彦（編）　アタッチメント理論の基本的枠組み（pp. 1-23）ミネルヴァ書房
George, C., Kaplan, N., & Main, M. (1996). Adult attachment interview protocol (3rd ed.). Unpublished manuscript. Department of Psychology of Calfornia.
橋本和明 (2004). 虐待と非行臨床　創元社
廣井亮一 (2007). 司法臨床の方法　金剛出版
法務省法務総合研究所（編）(2021). 令和2年版犯罪白書―薬物犯罪―　昭和情報プロセス
法務総合研究所 (2001). 法務総合研究所研究部報告11―児童虐待に関する研究―（第1報告）Retrieved from https://www.moj.go.jp/housouken/housouken03_00043.html（2021年10月15日）
北島歩美 (2021). 児童虐待における公認心理師の活動　高橋幸市・徳丸享・増沢高（編）　アタッチメントの発達と家族（pp.47-63）金剛出版
厚生労働省雇用均等等・児童家庭局総務課 (2013). 子ども虐待対応の手引き（平成25年8月　改正版）Retrieved from https://www.mhlw.go.jp/bunya/kodomo/dv12/00.html（2021年10月15日）
Levy, T. M., & Orlans, M. (1998). *Attachment, trauma, and healing: Understanding and treating attachment disorder in children and families.* Child Welfare League of America.（藤岡孝志・ATH研究会（訳）(2005). 愛着障害と修復的愛着療法―児童虐待への対応　ミネルヴァ書房）
森田ゆり (2018). 虐待・親にもケアを―生きる力をとりもどすMY TREEプログラム―　築地書館
村尾泰弘 (2008). 被害者支援の観点から見た非行臨床　人間の福祉, *22*, 61-70.
村尾泰弘 (2012). 非行臨床の理論と実践―被害者意識のパラドックス　金子書房
中谷奈美子・中谷素之 (2006). 母親の被害的認知が虐待行為に及ぼす影響　発達心理学研究, *17*(2), 148-158.
小畠秀吾 (2008). 虐待の後遺症―特に性犯罪者における被虐待体験を中心に　トラウマティック・ストレス, *6*(1), 43-49.
奥山眞紀子 (2010). マルトリートメント（子ども虐待）と子どものレジリエンス　学術の動向, *15*(4), 46-51.
周燕飛 (2019). 母親の児童虐待の発生要因に関する実証的分析　医療と社会, *29*, 119-134.
棚瀬一代 (1996). 実母による乳幼児虐待の発生機序について―事例分析による検討―　心理臨床学研究, *13*(4), 427-435.

5

施設に収容されることの意味
―少年鑑別所の持つ「場の力」を巡って―

　本章では「施設収容とその心理的意義」というテーマをいただいたが，筆者が長年勤務した
矯正施設が少年鑑別所なので，ここでは，少年鑑別所への収容のみに絞らせていただくことと
した。少年鑑別所の収容期間は，ほとんどの場合4週間程度と[1]，刑務所や少年院の収容期間
に比べてかなり短いが，施設に収容されることが初めてである少年も多く，施設収容がもたら
すインパクトは大きいと考えられる。また，家庭裁判所での審判という人生の岐路となるイベ
ントを控えての時期をいかに過ごすかが，その後の少年たちの成長や人生に大きく影響すると
考えられる。ここでは，そうした観点から，少年鑑別所への収容を取り上げてみたい。

●少年鑑別所について

（1）少年鑑別所の役割

　本章では，少年鑑別所に収容された少年たちは何を感じ，どのように審判に向けて心の準備
をしていくのか，そして，そのことが少年たちにどのような変化をもたらすのかを取り上げる
が，まず，少年鑑別所の説明から始めたい。

　少年鑑別所は，家庭裁判所でこれから審判を受ける少年（ここで言う「少年」とは，少年法
上での少年であり，男子も女子も含んでいる）を収容している法務省所管の施設である。「少年
院」とどこが違うのか疑問に感じる方も多いと思われるが，少年院と少年鑑別所の最も大きな
違いは，少年鑑別所には家庭裁判所の審判を受ける前の少年が収容されており，少年院には審
判で少年院送致の決定を受けた少年が収容されているという点である。つまり，審判の前と後
に，少年鑑別所と少年院は，それぞれ異なる役割を果たしているのである。

　しかしながら，家庭裁判所で審判を受ける少年が全員少年鑑別所に収容されるわけではな
い。警察や検察庁から家庭裁判所に少年の事件が送られてから審判を受けるまでの間に，少年
鑑別所に収容される場合と収容されない場合があり，少年鑑別所に収容されることなく，家庭
で生活しながら家庭裁判所調査官の調査を受けるなどの少年審判手続きを受ける場合は「在宅
事件」，少年鑑別所に収容される場合は「身柄事件」と呼ばれている。そして，身柄事件より
も在宅事件の方が圧倒的に多く，割合にすれば1対9ほどの違いがある。少年鑑別所への収容
は，家庭裁判所の裁判官の決定による「観護措置」によってなされるので，少年たちにとって

　1）少年鑑別所に収容する観護措置の期間は2週間であるが，必要がある場合に限り更新することができるとされて
いる。更新の回数は1回が原則であるが（最大4週間），一定の罪に当たる事件で事実認定のために証人尋問等証拠調
べを要する場合はさらに2回を限度として更新を行うことができる（最大8週間）。通常の場合は前者の取り扱いと
なる。

少年鑑別所に収容されることへの衝撃は，裁判官から観護措置決定の言い渡しを受けた瞬間から始まる。

(2) 観護措置の主目的—収容審判鑑別—

　観護措置の主たる目的の一つは鑑別を行うことである。少年鑑別所が行う鑑別にはいくつかの種類があり，家庭裁判所の審判の資料とするために少年鑑別所に収容して行う鑑別を「収容審判鑑別」と言う。収容審判鑑別が，鑑別の種類の中で最も代表的なものであるので，本章では「収容審判鑑別」のことを「鑑別」と呼ぶことにする。

　鑑別とは，少年が非行に至った事情を，心理学，教育学，社会学，医学等の専門的知識や技術を用いて明らかにするとともに，その少年が再非行をせずに，健全な青少年として生活できるようになるための教育や指導についての方針を立てることである。鑑別は，面接，心理検査，行動観察，医学的診断等の方法によって行う。また，鑑別の結果を記載した「鑑別結果通知書」は，審判の資料として，裁判官や家庭裁判所調査官が時間をかけて読むものなので，審判の数日前に家庭裁判所に届くようにスケジュールを組んで鑑別を実施している。

　家庭裁判所で扱う少年事件の中で，審判までの間に少年鑑別所に収容する身柄事件の割合は多くはない。少年事件においては，成人の場合以上に，身柄を拘束するということについて慎重な判断がなされる。鑑別によって，少年が非行に至った事情と効果的な指導方針を得る必要があると裁判官が判断した場合に，慎重な検討の上，観護措置が執られるのであり，それはすなわち，非行の背景に複雑な問題を抱えている少年であろうと判断されたということである。実際のところ，何度も非行を繰り返していて非行性が進んでいたり，比較的結果の大きい非行を行っていたり，資質面や環境面での難しい問題を抱えている少年たちであり，そうした少年たちを，少年鑑別所では日々迎え入れているのである。

(3) 少年たちから見た少年鑑別所

　観護措置決定を受けた少年たちには，少年鑑別所はどのように見えているのだろうか。少年鑑別所が何をしている施設か，少年司法手続きにおいてどのような役割を果たしているのかについて，そもそも知らない場合がほとんどであり，時には，不良仲間から誤った知識を得ていることもある。観護措置決定がなされた際に説明を受けてはいるが，十分に理解できていないことも多く，非行に対する罰として少年鑑別所に収容されることになったと，誤解していることも少なくない。そのため，入所したばかりの少年たちは，不安げな表情をしたり，逆に強がってへらへらとして見せたり，少年鑑別所に入るほどの悪いことをしてはいないので早くここから出してほしいと不満を訴えたり，彼氏・彼女や家族に会いたいと言って泣いたりと，様々な反応を見せる。一見落ち着いているように見える少年であっても，内心は，これからどうなるのか不安でいっぱいであったりする。そこで，少年鑑別所では，少年鑑別所での生活と，少年鑑別所で受けることになる鑑別についてのオリエンテーションを丁寧に行い，少年たちから，まず無用な不安や誤解を取り除き，審判までの期間に少年鑑別所の生活で取り組むべきことを示して，気持ちを落ち着かせ，情緒面での安定を図っていくことから始めている。

(4) 収容することと鑑別

　鑑別は，少年鑑別所に収容せずに行うこともあるが（在宅審判鑑別），収容して行うのが通例

である。その理由の一つとして，少年鑑別所に収容される少年たちの場合，不安定な生活（家出をしている，不良者のところに入り浸っている，事件を起こして逃亡しているなど）を送っていることが多く，そうした少年を保護するという目的もある。しかしながら，鑑別を行う立場としては，収容して行う鑑別にはメリットが大きく，鑑別は，収容して行うからこそ精度の高いアセスメントが可能になると感じている。その理由としては，①収容して行う鑑別は，病気に喩えれば入院検査のようなものなので，多種類の心理検査や精神科医の診察等を実施でき，鑑別面接も何度も重ねることができるなど，時間を掛けて精密な鑑別を実施できる，②生活場面の行動を観察できる，③規則正しい健康的な生活の中で，少年の心身の状態を整えた上で鑑別を行える，といったことが挙げられる。ここでは，特に③について詳しく説明する。

　少年鑑別所での少年たちの生活は，「日課」と呼ぶ，学校の時間割のようなものに従った規則正しい生活であり，例えば，朝は午前7時に起床，夜は午後9時に就寝する。少年鑑別所に入所するまでの少年たちは，家出をしていたり，不良仲間と夜遊びをして昼夜逆転の生活を送っていたりすることが多く，食事も三食きちんと摂っておらず，カップ麺やスナック菓子などで済ませていたり，ネグレクト等により家庭で食事を作ってもらえない等の事情もあって，食生活も偏っている。家出中の少年の中には，入浴もしておらず，汚れた下着を身につけている者もいる。そのような不規則で不健全な生活を送ってきた少年たちだけに，入所してきたときは，荒んだ生活を反映したかのような疲れた表情をしていることが多い。そのため，入所後数日は，朝起きられなかったり，夜は消灯時刻になっても寝付かれなかったりするが，数日経つうちに規則正しい生活のリズムに乗れるようになり，十分な睡眠と栄養バランスの取れた三度の食事，適度な運動といった健康的な生活を送る中で，みるみるうちに顔色が良くなり，表情も生き生きしてきて，十代の若者らしい活力がよみがえってくる。面会に訪れた保護者や教師も，本人の様子が変わったことに驚き，「いい顔になったね」などと声を掛ける場面も見られる。こうして，少年たちが年齢相応の健康さを取り戻していくことは，鑑別にとって大切である。というのも，鑑別においては，多数の心理検査を受検し，作文や絵画などの課題に毎日取り組むことになるが，それらは，学習活動から遠ざかっていた少年たちにとって久々に机に向かって取り組む作業であり，心身ともに安定した状態で臨まなければ，意欲や気力を持続させることが難しい。鑑別では「ありのままの少年の姿」を捉えることが重視されてきたが，それは，荒んだ生活で心身ともに疲れ果てた状態をそのままにしておくという意味ではなく，少年の心身の状態が落ち着き，本来の能力を発揮できる状況において，能力や性格を正確に捉え，本人の強みや伸びしろを探ることである。そして，少年鑑別所に収容し，生活を整えることによって，少年の心身の状態を整えた上での鑑別が可能となるのであり，その点に，収容して鑑別を行う意義があると考えている。

●少年鑑別所での生活

（1）少年たちの1日

　ここでは，少年たちの生活の1日の流れを説明する。少年たちの日課は各施設で決めるので，施設ごとに多少の違いはあるが，筆者が勤務した複数の少年鑑別所の日課の流れを取り混ぜたものを，例として紹介する。

　朝7時に起床の放送が流れる。放送は，職員のアナウンスとさわやかな音楽である。職員は

24 時間少年たちの様子を見守っているので，起床時も，当直の職員が声を掛ける．放送だけで
は起きられない少年にも声を掛けて回る．起床後は，洗面と着替えをし，布団を畳んで部屋の
所定の位置に片付け，部屋の掃除をする．掃除は，部屋に備え付けている箒と雑巾で行うが，
少年たちの中には箒の使い方がわからず，雑巾をまともに絞れない者もいるので，入所したばか
りの時期には，掃除の仕方を職員が実際にやってみせながら教えたりもする．

　午前 8 時頃に朝食を摂る．食事はすべて職員が配食し，少年たちは部屋の中で食事をする．
食器も職員が片付ける．職員は，食器を回収しながら，一人ひとりの喫食状況を把握し，喫食
量が少ない少年には，体調や食欲について尋ねたりする．少年たちの中には，朝食を摂らない
生活を続けてきたために朝食を食べられない者もいれば，好き嫌いが多く，偏食のために喫食
量にむらがある者，審判への不安などにより食欲が落ちている者もいる．食事は，少年たちの
生活習慣や，現在の体調，心情を把握する大切な機会である．

　午前 8 時 30 分頃に点呼を行う．点呼は，朝と夕方に行うもので，職員が部屋を回り，少年一
人ひとりに声を掛け，体調を確認したり，少年からの用事（文房具や日用品の不足等）につい
ての申し出を受け付けたりする．点呼は，職員が少年の様子を把握する大切な機会である．

　昼間の時間帯で，少年たちの生活に関わる日課は，運動，入浴，図書交換である．運動につ
いては毎日，入浴と図書交換については施設ごとに曜日を決めて実施している．運動は，毎日
1 時間程度の時間を設けて実施している．強制ではなく希望者が対象であるが，健康維持や気
分のリフレッシュのために運動に参加することを勧めるとともに，体力に応じて身体を動かす
ことを楽しめるように，ランニングや体操などの基礎的な運動に加えて，縄跳びや，卓球，バ
トミントン，バスケットボール，サッカーなどの，ゲーム性のある球技も取り入れている．

　少年鑑別所には，青少年が読むのにふさわしい図書や学習参考書，進路に関するガイドブッ
ク等を多数備えて，少年たちに読書を勧めている．図書交換は借りている図書を交換すること
であり，週に 2 ～ 3 回設けている施設が多い．読書については，健全育成のための支援のとこ
ろでも，改めて説明する．

　運動，入浴，図書交換といった生活上の日課以外の時間は，鑑別面接や心理検査を受けた
り，鑑別資料としての課題（作文や絵画，貼り絵など）に取り組んだりして過ごす．少年たち
が取り組む課題は様々あり，家庭裁判所調査官による調査や，教養ビデオを視聴して感想文を
記載する時間等もあって，少年たちの 1 日は，意外に忙しいものである．また，忘れてはなら
ないのが，面会や手紙といった塀の外にいる人たちとのやり取りである．面会は，親族や，在
籍校の教師などの少年の立ち直りに関わる人しか許可されないが，少年たちは家族と離れたこ
とで，改めて家族の大切さや家族との絆を見直すようになることが多く，面会が，家族間葛藤
や交流不足等の問題を抱えていた家族が再生していくきっかけとなることも珍しくない．

　午後 5 時頃の夕方の点呼と夕食が終わり，日記を記載した後は，少年たちがゆっくりと過ご
す時間である．午後 6 時台は，家庭裁判所の審判や処分の種類等についてのオリエンテーショ
ン放送が流されることが多いが，午後 7 時からはテレビ視聴の時間となり，少年たちが最も楽
しみにしている時間帯である．就寝時刻が午後 9 時であるので，その前にはテレビ視聴の時間
が終わり，布団を敷いたり，着替えをしたりなどの就寝準備をして，消灯となる．しかしなが
ら，消灯時刻が近づくと，急に不安になったり，寂しさが募ったりして，職員に対して様々な
訴えをしてくる少年たちが多い．また，消灯時刻になっても寝付かれない少年もいるので，就
寝準備から消灯して少年たちが寝静まるまで，職員にとっては，少年たちの様子に気を配らな

ければならない時間帯が続く。午後 10 時を過ぎると少年たちも眠りにつくが，職員は 24 時間体制で少年たちの様子を見守っている。そして，また朝がやってくるのである。

(2) 入所から退所までの流れ

　1 日の流れに続き，少年鑑別所に入所してから退所するまでの流れを紹介する。少年鑑別所の入所期間は，多くの場合 4 週間以内である。この期間は，毎日同じように淡々と時間が流れるわけではなく，かなり起伏のある日々である。3 つの時期に分けて説明する。

　入所してからの最初の 1 週間は，少年たちにとって，新しい環境に慣れ，新しい課題に取り組む必要に迫られる日々である。収容に伴う手続きと，少年鑑別所での生活の仕方についての様々な説明がなされ，生活のリズムも収容前の不規則な生活とは大きく変わる。それでも，少年たちは，数日経つと，少年鑑別所の生活のリズムに馴染んでくる。早寝早起きは気持ちがいいと感じるようにもなる。少年たちのそうした適応力や柔軟性は，若く可塑性のある年代が持っている強みである。

　鑑別という，少年にとって初めて経験する事柄も始まる。自分のことについて記載する問診用の冊子の記入，初回面接と集団方式の心理検査など，鑑別も，最初の 1 週間はやることが多い。少年たちにとって，緊張感の強い，盛りだくさんの慌ただしい 1 週間である。

　入所後 1 週間を過ぎると，少年たちも生活に慣れ，体調も心情も安定し，比較的落ち着いた日々になる。2 回目以降の鑑別面接や，個別方式の心理検査を受け，鑑別のための課題に取り組み，後で述べる健全育成のための支援にも参加する。心の余裕ができたこの時期を，ぼんやりと過ごすのではなく，非行にまつわる自分の問題をきちんと考え，自分と向き合う時間として使っていくことが大切であり，作文などの鑑別のための課題や，職員からの声掛け，日記のコメント，家族との面会や手紙のやり取りなどが，そのためのきっかけになる。

　審判の 1 週間前頃からは，審判を意識し，再び緊張感が高まってくる。鑑別面接も最後の面接となり，家庭裁判所調査官による調査も最終回を迎え，審判についての詳しい説明もなされる。審判ではどんなことを聞かれるのかと少年たちに問われることが多いが，筆者は，裁判官は，あなたが少年鑑別所でどんなことを考えたのかを聞きたいと思っているのではないか，そして，裁判官があなたに少年鑑別所で考えてほしいと思っているのは「なぜ自分が今回の非行や過去の非行をしてしまったのか，そして，今後非行を繰り返さないために，自分自身は何をするのか」についてではないか，といった趣旨のことを伝えている。そして，最終回の鑑別面接では，心理検査の結果をフィードバックして，これまでの自分とこれからの自分について考える材料にしてほしいと話している。職員は，それぞれのやり方で，審判前の少年に，審判への心の準備を促すための声掛けを行っており，少年たちの少年鑑別所生活は，審判に向けて進んでいく。この時期は，日記の記載量も増え，内容も入所した頃よりも深まっていく。

　そして，家庭裁判所での審判の日がやってくる。審判は，少年たちの人生にとって，重要な局面である。少年鑑別所の職員も立ち会うが，少年鑑別所の鑑別判定等は，あらかじめ提出した「鑑別結果通知書」にすべて記載しているので，基本的に職員が発言を求められる機会はなく，少年は，裁判官に，自分の言葉で，少年鑑別所で考えてきたことを伝えることになる。自分の考えをきちんと言える少年もいれば，緊張のあまり審判のことをあまり覚えていないという少年もいるが，審判の主人公は，あくまでも少年本人である。少年審判は，少年法の「健全育成」の理念のもと，厳粛でありながらも和やかさを備え，裁判官が少年に直接語りかけて内

省を促すなど，教育的な意味合いが大きい場であるので，少年にとって良い意味での「人生の分岐点」となるよう願って，審判に送り出している。

　ところで，審判が終わっても，少年鑑別所での生活が続く場合がある。例えば，保護観察のような，社会内で専門家の指導を受ける処分となった場合には，審判終了後，自宅等に戻ることになるが，施設収容を前提とする処分，例えば少年院送致の場合は，いったん少年鑑別所に戻ってくる。審判では，少年院の種類（第1種〜第4種）についての決定はなされるが，どの少年院に送致するかを指定し，その少年に必要な矯正教育の方針や内容等を記載した処遇指針票を作成して少年院に引き継ぐことは少年鑑別所の仕事であり（これを「指定鑑別」と言う），この指定鑑別のために少年は少年鑑別所に引き続き収容される。家に帰れる処分にならなかったことは，少年にとって厳しい現実をつきつけられたことになるが，審判の当日は涙を見せたり，落ち込んだ様子を見せたりするものの，少し時間が経つと，意外にも落ち着きを見せる少年が多い。少年鑑別所の職員が，少年院の施設紹介アルバムなどの資料を使ってオリエンテーションを行うと，少年院生活に対して前向きな意欲を示したりもする。これは，審判についてのオリエンテーションで，審判は非行への罰を決めるのではなく，非行を繰り返さないために必要な指導や教育を受けるための処分を決めるものであることを繰り返し伝えていることと，審判廷での裁判官からの説諭によって，少年院で矯正教育を受けることが，非行からの立ち直りには必要なことなのだと，少年なりに理解できたことによるものと思われる。

　審判の当日に，あるいは，審判の数日後に，少年は少年鑑別所を退所し，保護観察や，少年院での矯正教育などの，再非行を防止するための指導を受けるステージへと移っていく，もう二度と少年鑑別所に入所しないようにしようと少年も決意し，職員も少年の決意を応援する気持ちで見送るのが常である。

(3) 少年鑑別所での生活をサポートする仕組み─オリエンテーション─

　少年鑑別所に入所する直前の少年は，事件を起こして警察署に勾留されていたり，家庭裁判所に事件が係属している中で呼び出しを受けたりした状況で，家庭裁判所において裁判官から観護措置の言い渡しを受ける。そして，押送車で入所してくる。少年鑑別所への入所が初めてである少年が大半であるので，これからどうなるのだろうという不安が大きく，非行への罰として少年鑑別所に送られたと誤解している少年もいる。そこで，①少年鑑別所の生活について，②鑑別について，③審判や処分について，丁寧にオリエンテーションを行っている。少年たちが少年鑑別所で生活することの意義を理解し，自分がやるべきこと，これから取り組むことを理解して，意欲を持って取り組めるようになるためには，オリエンテーションが重要である。

　1) 生活についてのオリエンテーション　　少年鑑別所への入所は，多くの場合，午後から夕方である。少年たちは，入所すると，まず，家庭裁判所が観護措置決定をした本人であるかの確認を受ける。その後，着替えと所持品を預ける手続きをし，オリエンテーションに移るが，入所当日は少年たちも疲れているので，生活の要領（部屋に備え付けてある日用品や文具等の使い方，食器の下げ方，布団の敷き方，掃除の仕方，手紙の出し方，日課の流れ等）と，所内生活での遵守事項（例えば，自分の身体を傷つけるようなことをしない，少年鑑別所の備品や貸与されている物を壊さない，他の人の迷惑になることをしない等）について説明し，早く少

年鑑別所の生活のリズムに乗れるようにガイダンス的な説明を行うことと，少年の体調や心情を把握し，職員が少年を常に見守っていることを伝えて不安を取り除くことに重点を置いている。

　なお，入所初日は少年にとって激動の１日であり，説明を受けても頭に入っていないことが多いので，「生活のしおり」という，生活要領や遵守事項について詳細に記載した冊子を部屋に備え付けて，オリエンテーションの内容をいつでも読み返すことができるようにしている。

　　2）**鑑別についてのオリエンテーション**　　入所の翌日から，鑑別が本格的に始まる。鑑別を担当する心理技官が初回面接を行い，鑑別についてのオリエンテーションを行う。職員は鑑別を行う側，少年は鑑別を受ける側であるが，少年が鑑別に対して受け身的になってしまわないように，筆者の場合は，①鑑別は，今回の非行や過去の非行をどうして起こしてしまったのかや，今後非行を繰り返さないようにするためにどうすればいいのかを，一緒に考えることであること，②そのための方法として，面接で話を聞いたり心理検査を行ったりするし，作文を書いたり絵を描いたりといった課題をやることになること，それらを通して一緒に考えを深めていこうという内容を伝えている。すなわち，鑑別は非行をしない未来を共に考えることであり，職員と少年との協同作業であるが，鑑別の主人公は少年本人であることを伝えるようにしている。

　鑑別面接や心理検査は，心理技官主導で行うことになるが，鑑別資料となる課題は，少年が主体的に取り組む必要があり，オリエンテーションで丁寧な動機づけを行っておかないと，少年が取り組まずに放置してしまったり，おざなりに済ませてしまったりするので，この課題がどのような意味を持つのかをきちんと理解できるように説明することが欠かせない。

　　3）**審判についてのオリエンテーション**　　少年鑑別所生活に慣れ，落ち着いてくると，今度は審判が関心の対象となる。審判はどのようなものなのか，審判で決定される保護処分にはどのようなものがあるのかなど，少年にとって切実な関心事である。「生活のしおり」に審判に関する説明を盛り込んでいる施設もあるが，曜日ごとに内容を決めて，審判や処分についてのオリエンテーション放送を繰り返し行っている施設も多い。「生活のしおり」を読んだり，オリエンテーション放送を視聴したりしたことで，さらに知りたいと思う具体的な疑問が湧いてくる少年も多いので，そうした疑問や質問には，個別に丁寧に対応している。

（4）　少年たちが取り組む課題―意図的行動観察―

　少年たちは，鑑別のための資料として，様々な課題に取り組むことになる。これは，行動観察の一つとして位置づけられており，「意図的行動観察」が正式名称である。

　意図的行動観察の種目については施設ごとに工夫しているが，ほとんどの少年鑑別所で実施しているのは，課題作文，絵画，貼り絵，日記などである。課題作文は，様々なテーマが並んでいる作文帳を用意し，それを使って少年が毎日１テーマずつ作文を書くという方式にしていることが多い。課題作文のテーマは，「私のおいたち」，「私の家族」，「私の友達」，「今回の非行について」，「世の中について」，「今，一番言いたいこと」などであり，自分で自由にテーマを決めて作文を書くページも設けられている。勉強が苦手な少年たちが多いので，毎日作文を書くのは大変であるが，自分のことについて深く考えるきっかけとなる課題である。

　絵画課題の代表的なものは「家族画」である。家族画には，様々な家族イメージが表現される。実際の家族の様子であることもあれば，理想や空想の家族像であることもある，過去の大切な思い出のこともあれば，未来に自分が築きたい家族が描かれることもある。言葉では表現しきれない家族への思いが家族画には表現される。家族画以外にも，「雨の中の私」，「尊敬する人」などのテーマや，今回の非行をマンガで描くという課題もある。言葉で自分の気持ちや考えを表現することが苦手な少年が多いので，絵画課題は少年たちの世界を知る上で欠かせない。

　貼り絵は，収容施設である少年鑑別所ならではの課題である。台紙に下絵を描き，その下絵に色紙を点のように小さくちぎりながら少しずつ貼って，絵を完成させていくのである。とても根気のいる作業であるが，完成したときの喜びは大きく，1枚完成させると2枚目に挑戦したくなる課題でもある。筆者が少年鑑別所で働き始めた頃は暴走族が多数入所していた時期であり，貼り絵のテーマにバイクや暴走族にまつわるもの（チームのマークや旗，チーム名など）を選ぶ少年が多かった。今は，バイクを描く少年はほとんどいなくなり，ドラえもんを始めとするアニメやゲームのキャラクターが人気である。

　作文や絵画，貼り絵が創作活動であるのに対して，日記は，少年鑑別所でどのようなことを考えて生活しているのかを知る手掛かりである。日記には，職員が毎日コメントを書いており，少年たちには職員のコメントが日記を書く上での励みになるとともに，職員からの働きかけへの個々の反応の仕方が見られるのも，日記のメリットである。また，入所してから審判までの変化を，日にちの経過とともに如実に反映するのも日記である。審判が近づくと，入所してからの日記を読み返してみる少年は多く，自分の変化に驚いたと記載することもしばしばあるなど，日記を書くという行為が，少年が自分自身の変化や成長に気づく手掛かりにもなっている。

(5) 健全育成のための支援

　少年鑑別所は，少年院のように，非行からの立ち直りのための矯正教育を行う施設ではない。少年たちは鑑別を受けるために収容されており，鑑別面接や心理検査を受けたり，鑑別資料となる様々な課題に取り組んだりすることが，生活の中心である。しかしながら，それに加えて，10代の青少年が普通に触れたり参加することができる教育的な刺激や健全育成に役立つ活動に，少年鑑別所内でも触れたり参加することができるように，各施設で様々な活動メニューを用意している。これが，健全育成のための支援である。内容は，学習支援や就労支援，社会常識を付与したり，心情の安定を図り情操を涵養したりする活動などである。

　学習支援はどの施設においても行っており，学習参考書を貸し出したり，教員免許を有する外部講師に学習指導をお願いしたりしている。義務教育中の中学生も入所しているので，中学生を中心に学習支援を行っており，九九が言えず，分数の計算もできない中学生が，個別の指導により算数の問題が解けたと喜ぶ様子に接すると，学習する機会の大切さを改めて感じる。また，進路を考えるためのガイダンス的な図書も多数備えており，就労支援としてハローワーク職員を招へいし，求職活動の仕方やビジネスマナーについての講話を実施している施設も多い。

　また，ほとんどの施設が，季節にちなんだ行事を実施している。筆者が勤務した施設でも，グラウンドの桜を愛でる観桜会や，七夕の由来を学び短冊に願い事を書いて笹に飾りつける七

夕まつり，折り紙でひな人形を作って飾るひな祭りなどを行っていた。折り紙で季節行事にちなんだ飾りを作成して所内に飾ることは，多くの少年鑑別所で行われており，クリスマスの季節には，クリスマスツリーとともにサンタクロースやクリスマスリースなどの折り紙作品が所内を彩っている風景が見られる。また，体育の日にちなんで体力測定をしたり，年初に1年の決意を書初めで書いたりする等の，学校授業で体験するような活動も取り入れている。

　さらに，車椅子に乗ったり車椅子を押したりする体験，アイマスクをして白杖を使って歩いてみる体験，盲導犬と触れ合う体験など，障害がある方の日常生活を理解するための体験や，インターネットリテラシーについての講話，歌を歌ったり楽器を演奏して音楽を楽しむ時間など，地域の方々の協力も得ながら，工夫を凝らした健全育成の支援を実施している施設もある。

　そして，健全育成の支援の特徴は，参加することが強制ではなく，少年の希望に基づいて参加するメニューとして用意しているという点である。少年の自発的な意欲や意思を尊重しつつ，参加して良かったと少年たちが感じられるような活動のメニュー作りに工夫を重ねている。

(6)　少年たちが過ごす環境—衣食住—

　ここでは，少年たちが過ごしている環境を，できるだけイメージが湧くようにお伝えしたい。

　少年たちの部屋は，集団室と単独室の2種類があるが，少子化の影響等により収容人員が減少しているので，最近は，集団室であっても一人しか収容せず，個室として使用している場合がほとんどである。単独室の場合，部屋の広さは3畳程度であり，部屋の中にトイレと洗面台が備わっている（集団室の広さは，部屋の定員によって異なるが，部屋の広さ以外の点については，単独室も集団室も同じである）。部屋の扉は外側から施錠されており，少年たちは自由に部屋の外に出ることはできない。また，部屋の外に出るときは，職員が扉の鍵を開け，例えば面会室などの少年が移動する場所まで職員が付き添って一緒に歩いていくことになっており，一人で所内を歩くことも許可されていない。少年たちは，面接や心理検査，運動・入浴・図書交換・医務診察，家族等との面会，健全育成のための支援への参加等のために部屋を出るとき以外は，部屋の中で過ごし，食事も，職員が各部屋に配食し，部屋の中で食べることになっている。

　部屋は，多くの場合和室であり，夜になると布団を敷き，朝になると布団を畳んで部屋の隅に片付ける。部屋の中には，座机，テレビ，ロッカーが備品として置かれており，少年たちは，昼間の時間帯は，机に向かって課題に取り組んだり，読書をしたり，考えをまとめるためにノートに書き物をしたり，手紙を書いたりして過ごす。テレビは，昼間の時間帯は教養番組や娯楽映画などの，職員が選んだ番組を流すためのモニターとして使用しており，夜間のテレビ視聴の時間帯はテレビ番組を放送している。また，運動は，部屋から出て，グラウンドやレクリエーション室などの屋内運動施設で実施するが，居室内で身体を動かす時間も定期的に設けており，その際には，室内運動のためのビデオをテレビ画面で流している。

　少年鑑別所で生活するための日用品や衣類は，すべて少年鑑別所で準備している。家出中で，所持品も所持金もない少年であっても，少年鑑別所生活で不自由することはない。その一方で，少年鑑別所の基準に合っている物であれば，自分の物を使うことができるので（例えば，洗面用具や文房具，下着や衣類など）普段使っていた物を一切使えないというわけではないが，携帯電話（スマートフォン）を持ち込むことはできない。少年たちの多くは，一日中スマートフォンを手放せない生活を送ってきているので，スマートフォンに依存しない生活を送

ることは，日常生活での雑多な刺激から離れてみるという意味で，とても意義のあることである。また，衣類についても，少年鑑別所で貸与する室内着は，中学生や高校生が学校で部活動をしたり運動会などの行事に参加したりする際に着ているポロシャツやジャージ類に似たものであり，この室内着に着替えることで，少年たちは，身にまとっていた不良っぽい態度や立ち居振る舞いも一緒に脱ぎ捨てることになる。いわゆるキャバクラなどで働いていて，年齢不相応の派手な服装をし，濃い化粧をして入所してきた女子少年（少年鑑別所では「女子少年」と呼んでいる）が，少年鑑別所の衣類に着替え，顔を洗って化粧を落とした途端に，年齢相応のあどけない表情を見せ，驚くこともある。

　話をもとに戻すが，少年たちが生活している部屋の様子は，まさに「シンプル　イズ　ベスト」といった感じで，所内生活に不必要な物のない，すっきりとした簡素な部屋である。日用品や衣類をしまう場所がそれぞれ決まっているので，少年たちにとって整理整頓や掃除もしやすく，気が散るもととなるような雑多な品物のない落ち着いた空間で生活している。また，少年鑑別所の中はとても静かである。それぞれが個室で生活しているからでもあるが，集団室で複数の少年が生活していたときも，少年たちには，ここではみな，自分の課題に取り組んでいるので，他の人の邪魔をしないように，大きな音を立てたり，大きな声を出したり，歌を歌ったりするようなことはせず，静かに生活するようにと，生活のオリエンテーションで伝えている。もちろん，一日中シーンと静まり返っているわけではなく，起床時や就寝時などに放送が流れたり，職員から，これからやるべきこと（例えば，間もなく運動の時間なので運動着に着替えておくことなど）についてのアナウンスがあったり，休憩時間にラジオ番組が流れたり，審判についてのオリエンテーション放送があったりなどの，放送や音声アナウンス，職員から個々の少年への声掛けなどはあるが，集団生活で無秩序に生じるようなざわめきや騒音はない。少年たちは，不要な物のない，すっきりと片付いた簡素な空間で，思考を妨げるような騒音も，スマートフォン越しに入ってくる雑多な刺激もない中で，静かに自分と向き合う生活を送っているのである。

●少年鑑別所での少年たち

（1）少年たちの変化

　ここからは，本章のテーマである，少年鑑別所に収容されることの心理的意義について考察したい。繰り返しになるが，少年鑑別所では，少年院のように，非行からの立ち直りのための

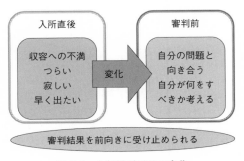

図 5-1　少年鑑別所での変化

意図的，系統的な矯正教育を行ってはいない。また，少年たちを変化させることを目的にしている施設でもない。少年鑑別所の役割は，審判の資料となる鑑別を行うことと，審判前の少年たちの生活の世話を通して，少年たちの心身の状態を安定させ，審判に向けて心の準備をする少年たちを見守り，少年たちの求めがあれば相談に乗ったり，助言をしたりして，側面からサポートすることである。少年鑑別所の職員の働きかけは，どちらかと言えば控えめであり，健全育成のための支援も少年の希望に基づいて実施するなど，強く方向付けるような関わり方はしていない。それでも，少年鑑別所で生活する中で，少年たちは変化し，成長していく。

　すなわち，少年鑑別所に入所した直後は，これから1か月近くも少年鑑別所で過ごさなければならなくなったことへの不満，家族や交際相手に会えないことへの寂しさ，これまでの勝手気ままな生活から突然切り離されたことへのつらさをさかんに訴え，早くここから出たいという気持ちを日記に綴っていた少年たちが，審判が近づくにつれ，これまで非行を繰り返してきた自分の問題と向き合い，今後非行を繰り返さないために自分は何をすべきなのかを考えられるようになる。そして，どのような審判結果であろうとも，それを前向きに受け止められるようになっていく。こうした少年たちの変化を引き起こすものを，筆者は，少年鑑別所の持つ「場の力」と呼んでいる（吉村，2006）。なぜ，「場の力」なのかと言うと，何か一つのこと，例えば，鑑別のための面接や心理検査を受けたこと，課題に取り組んだことだけで洞察が深まったわけではなく，職員の世話や声掛けのみで変化が起きたわけでもなく，衣食住も含めた少年鑑別所の生活環境や，健康的で規則正しい生活のリズム，静かで内省的な所内の雰囲気，審判までの時間の流れなどの，少年鑑別所という「場」の中の営みのすべてが，少年の変化や成長を促したのでないかと感じているからである。しかしながら，「場の力」と呼んでいるだけでは，漠然としていて捉えどころがないので，この機会に，少年鑑別所の持つ「場の力」とは何なのかについて改めて考察し，その本質を明らかにすることを試みてみたい。

（2）少年たちの変化を引き起こすもの―少年鑑別所の持つ「場の力」―

　先ほど，少年鑑別所で少年たちは変化していくと書いたが，それは簡単なことではない。そもそも裁判官が「鑑別が必要」と判断し観護措置決定をした「身柄事件」の少年は，言わば選ばれた少年たちであり，過去に「在宅事件」として審判を受けた経験がある者も多く，そうした経験を経てもなかなか変わることがなかった少年たちである。そして，抱えている問題，例えば家庭の問題や，学校不適応，少年本人の資質面での問題などが深刻であり，しかも，複数の問題が重なり合い，絡み合っている複雑な状況の中で生きている。それだけに，彼らは，そ

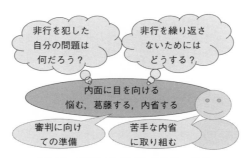

図 5-2　審判に向けて自分を見つめる

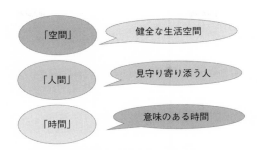

図 5-3　審判の準備を支えるもの—場の力をもたらすもの

うした厄介な問題から目をそらし，考えることをやめ，目先の快刺激を追い求め，安直な方向に流されながら場当たり的な生活を送ってきており，そうした，「不都合なことは見ない，考えない，とりあえず遊ぶ」といった態度が，生活の乱れや非行に結び付いている。

　そうした少年たちが，少年鑑別所で鑑別を受けながら，審判に向けて自分を見つめることになる。非行を犯した自分の問題は何だろう，非行を繰り返さないためにはどうすればいいのかについて，鑑別面接で担当の心理技官と繰り返し対話し，課題作文では，自分の言葉で文章にしていく。これは，自分の内面に目を向け，悩み，葛藤し，内省を深めていくプロセスを必要とする作業であり，大人が取り組んだとしても相当にしんどい作業である。考え，悩み，内省することが苦手な少年たちが，仮に，自宅での勝手気ままな生活を続けていたとしたら，遊び等に逃避してしまい，こうしたつらい作業にじっくり取り組むことは難しいだろうと思われる。

　そこで，複雑な問題を抱え，そこから目をそらし続けてきた少年たちが，自分を見つめ，審判に向けての心の準備を進めていくことを支える場としての少年鑑別所について，「空間」，「人間」，「時間」の3つのキーワードをもとに，その特徴を考察してみたい。

1）「空間」—健全で静かな生活空間—　少年鑑別所の生活は，日課に沿った健康的で規則正しいものである。部屋の中には不要なものはなく，静かで簡素な生活環境で過ごすことになる。普段の生活で常に手にしていたスマートフォンを持ち込むことはできないので，遊び仲間や交際相手と連絡を取り合うことはできず，インターネット上にあふれる情報やゲーム等によって気を紛らわすこともできない。最初は，そのことを，寂しい，つらいと感じるが，次第に，そうした外からの雑多な刺激がない生活の中で，むしろ心の平穏を取り戻していく。おそらくは，家族との葛藤や不良仲間とのしがらみの中で翻弄され，溢れる情報に振り回されてきたものと思われるので，それらの外界からの刺激から離れることで，ようやく自分自身を取り戻す

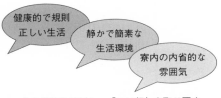

・心と身体のリズム，「いい顔」を取り戻す
・自分の内面に気持ちが向く，じっくりと考える

図 5-4　健全な生活空間

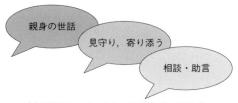

・大切に扱われているという安心感，信頼感
・不安や緊張に耐えて審判に心を向けられる

図 5-5　見守り寄り添う人

のだろうと思われる。

　少年鑑別所には五月雨式に入所があり，審判への出廷，少年院への送致のために退所してい
く少年も同じく五月雨式なので，日々少年たちが入れ替わるが，新たに入所した少年の目に
は，自分よりも先に入所している少年たちが，みな，所内生活のルールを守り，自分の課題に
取り組み，落ち着いた生活を送っている姿が良きモデルとして映り，メンバーが入れ替わって
も，所内の内省的な雰囲気は保たれる。こうして，健康的で規則正しい生活が，少年鑑別所全
体で，毎日，安定して営まれることにより，少年たちの心身の状態も安定し，心と身体の健康
的なリズムが回復していく。そして，十代の少年が本来持っている活力や意欲，成長に向かう
力を取り戻し，一人静かに自分と向き合うことができる空間において，自分の内面に気持ちが
向かい，じっくりと物事を考えられるようになっていくのである。

　　2)「人間」―見守り寄り添う人―　　少年鑑別所で少年たちの生活の世話をする職員は法務
教官が中心であり，その立ち位置は，積極的に教え導くというよりも，見守り寄り添う存在で
ある。少年たちの生活の世話を親身に行い，少年たちから求めがあれば，悩みや迷いについて
の相談に乗り，前向きな気持ちで審判に臨めるよう助言を行う。大人への反発や不信感を抱い
ている少年も少なくないので，衣類や食事，日用品や部屋の備品のことなどの，衣食住に関す
る基本的な世話を丁寧に行うことで，少年たちが，自分は大切に扱われているという安心感を
得られるように気を配り，信頼関係を築いていく。部屋で一人で過ごす時間が長いので，少年
の側にも，安心して相談できるような頼れる大人との関わりを求める気持ちが芽生え，日記で
職員からのアドバイスを求めたり，面接を希望してきたりすることも多い。審判日が近づき，
不安や緊張が高まるにつれて，少年たちも，審判に向けて前向きになったかと思えば，投げや
りになったりするなど，気持ちも生活態度も揺れ動くが，そんなときこそ，一人ひとりの少年
の状況に応じた見守り方や励ましによって，審判の準備に心を向けられるように気を配ってい
る。少年たちは一人では頑張ることができないけれども，支えてくれる人がいれば頑張ること
ができ，予想以上の力を発揮できるということを，日々感じている。

　　3)「時間」―意味のある時間―　　忘れてはならないのが，少年鑑別所で過ごす時間であ
る。約 4 週間の収容期間は，少年院や刑務所の収容期間に比べればずっと短いものである。ま
た，社会内で普段どおりの生活を送っていれば，4 週間の時間の経過はさほど長いものではな
い。しかしながら，少年鑑別所での 4 週間は，人生の岐路とも言うべき審判を控えているため
に，緊張感の強い濃密な時間である。おそらく，少年たちの人生の中で，忘れられない 4 週間

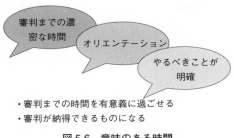

図 5-6　意味のある時間

であろうと思われる。しかしながら，単に，審判を控えて不安や緊張を募らせるだけの毎日を送っていたのでは，審判の準備は進まず，せっかくの濃密な時間も意味のある時間とはならない。そこで，少年鑑別所での生活や鑑別，審判や処分について，丁寧なオリエンテーションを行うことで，少年たちにとってやるべきことが明確になり，自分の課題（非行にまつわる自分の問題について考え，非行をしない未来を作るために進むべき方向を見つける）にじっくり取り組むことができ，審判までの時間を有意義に過ごすことができる。そして，これらの課題に十分に取り組んだという実感を持って審判に臨むことによって，審判が納得できるものになるのである。

　なお，時間の経過というものは，不思議な作用をもたらすものである。少年たちの中には，入所直後から，「もう自分は十分に考えたので，今すぐに審判をしてもらいたいです。4 週間も少年鑑別所にいる必要はありません」と言う者もいる。そんなとき，もう十分に考えたという気持ちは尊重した上で，鑑別の手続きや意図的行動観察の課題について説明し，まずはそれらに取り組もうと動機づけをする。その後，少年鑑別所での生活が進む中で，自分の考えが入所時とは変わってきていることに，少年自身が気づいていくことになる。もちろん，四六時中ずっと，自分のことを見つめなさい，考えを深めなさいと，職員も言っているわけではなく，少年たちも，休日や夜間には娯楽映画やテレビ番組を楽しむなどの，息抜きの時間を持っている。また，食事をしたり，運動をしたり，読書をしたり，窓の外をぼんやり眺めたりなどの，ごく普通の日常生活を営む時間も流れている。そうした日常生活の時間も，息抜きの時間も，真剣に考え事をしている時間も含めて，すべてが少年鑑別所において流れる時間であり，そうした時の流れが，少年の考えを熟成させていくように感じている。

（3）収容されることで落ち着く少年たち

　少年鑑別所は塀に囲まれた施設である。そうした外観から，「少年たちは鍵の掛かった部屋に閉じ込められ，鉄格子がはまった窓からわずかに見える空を眺めながら，孤独に過ごしているのだろう，そんな体験をするだけで，少年たちは深く傷つき，立ち直れなくなってしまうのではないか」といった懸念の声を聴くことも少なくない。施設見学会などの機会に，施設の中を実際に見ていただくことで，そのような寒々しい環境で孤独にさいなまれる生活を送っている訳ではないことはご理解いただけるが，鍵の掛かった部屋に収容されていることは事実である。少年たちは，自分で部屋の扉を開けることはできず，所内を一人で歩き回ることもできない。1 日の日課の流れは決まっており，好きな時間に起きて，好きな時間にやりたいことをやるといった気ままな生活ではない。そういう意味で，少年たちに自由はなく，身柄を拘束され

るということは，こうした不自由さを伴うことである。

　こうした不自由な状況での拘禁反応として，気持ちが落ち込んだり，些細なことで感情が高ぶり苛立つなどの心情不安定な状態となったり，便秘や下痢，食欲不振，頭痛や倦怠感などの身体的な不調を訴える少年もいる。さほど深刻なものではなく，職員に不調を訴えるほどではないが，環境の変化によって心身の状態が普段と違うことを感じる少年は多いと思われる。

　しかしながら，その一方で，こうした拘禁された状態に置かれることで，かえって落ち着く少年もいる。そうした少年のタイプとしては，もともと情緒面での問題が大きい場合が多く，些細なことで感情を爆発させて物や人に当たったり，家出やリストカットなどの自分を傷つける行為を繰り返していたり，とにかく落ち着かず，面白そうなことに何でも飛びついたり，場当たり的に行動するなどの，いわゆる行動化が見られていたものが，少年鑑別所に入所後は見られなくなり，むしろ穏やかに過ごせるようになるという意外な変化が見られることがある。

　こうした少年の様子を見ていると，「明確な枠がある」ことの大切さを感じる。すなわち，「自分」というものが確立されておらず，自我が脆弱な少年は，外界からの些細な刺激ですぐに感情が揺れ動いてしまい，物の見方や考え方も変化してしまう。周囲に振り回され，自分でも自分のことがわからなくなり，脈絡なく動き回った挙句，あるいは，どうしていいかわからなくなって動けなくなってしまった結果，失敗した，挫折した，こんなはずではなかったと落ち込み，自分や周りを傷つけるような行動に出てしまう。そんな少年にとって，少年鑑別所の部屋は，外界からの余計な刺激から自分を守るバリアになり，自分の行動をコントロールするストッパーのような働きをして，自我を補強するようである。そして，やるべき課題がはっきりしており，守らなければならない生活のルールが明確であることも，自己統制力が弱い少年にとって，行動を方向づけやすいようである。

　同様のことは，発達障害を有する少年にも当てはまる。入所当初は，環境の変化にパニック状態になることもあるが，外界からの刺激が少なく，部屋の備品も少なくて整理整頓がしやすく，日課も決まっていて規則正しい生活を送りやすいことで，比較的早く安定する。こうした少年たちを見ていると，自由であることは，ある程度人格が成熟し，自分らしく生きるためには何が大切かを自らの意思で選び，かつ，外からの制御がない状況でも自分を方向づけることができるような精神面での発達段階に達していれば，その自由を良い方に生かすことができるが，そうした段階に達していない少年にとっては，自分の好きなようにしなさいと自由を与えるだけでなく，本人が自分の力だけではコントロールできない部分を，外から制御し方向づけること，枠組みを外から与えることも必要なのだと感じる。自由であることが混乱を招き，一見不自由な環境にいる方が，混乱せずに気持ちが落ち着き自分らしく過ごせる，そんな逆説的なことが，精神発達の途上にある少年たちには十分に起こり得るのだと感じている。

(4) 少年たちの健康さ，成長する力について

　少年鑑別所で過ごす約4週間の期間に，少年たちは変化し，成長していく。筆者は，少年鑑別所には，少年たちの心身を安定させ，健康を取り戻させ，自分に向き合い，成長していく力を引き出す「場の力」があると常々感じていた。そして，「場の力」の本質は何かを明らかにし，それが，少年にどのように作用していくのかを理解していただくために，本章を綴ってきた。

　しかしながら，それと同時に，少年たちの内面にも，成長する力や健康さが本来備わってい

ることを感じている。すなわち，少年たちは，鑑別を受けたり，健全育成のための支援に参加したりする中で，自分にもできることがいろいろあることに気づき，「I am OK」と思えるようになっていく。また，家族等との面会や手紙のやり取りを通して，自分を心配してくれる人たちのためにも，非行をしない未来を作っていこうと努力するようになる。十代の少年たちには，そもそも，未来に向かって伸びようとする力が備わっている。そうした力を発揮できる場があれば，少年たちの伸びしろは伸びていくのである。

　新しい生命が誕生する際も，産もうとする親の努力と，生まれようとする子どもの動きが呼応して，誕生に至ると言う。「場の力」と少年たちの変化や成長も，そのような関係にあると感じている。そして，十代の少年たちが本来有している健康さや成長する力を信じる気持ちが，少年鑑別所で少年たちと接する職員が「場の力」を高めていこうと努力する原動力になっていることをお伝えして，本章を閉じさせていただきたい。

引用文献
吉村雅世（2006）．場の力　罪と罰，*44*(1)，59-61.

II　司法心理臨床の実際

　司法・犯罪分野で臨床をするとき，臨床家は，目の前のクライエントの内的世界だけでなく，その人が育ってきた地域の特性や，生きてきた社会情勢，時代の風潮など，非常に幅広い情報を駆使して仕事をすることとなる。また，その過程においては，臨床家自身が，自分の価値観や道徳感と常に向き合い，自らを問い直す作業をすることを求められる。第II部では，司法領域の各主要機関での実務経験のある著者たちに，司法心理臨床の実際を紹介してもらう。臨床家が，臨床の場で何に悩み，何を支えにし，どこを目指して，非行少年や犯罪者の立ち直り支援を行っているのか，司法心理臨床の醍醐味も含めて，その一端を紹介したい。

1

警察における心理臨床

　警察組織の中で働く心理職と聞くと，どのような仕事を思い浮かべるだろうか。科学捜査研究所でポリグラフをとるとか，プロファイリングをして犯人逮捕に一役買うといった，いわゆる生理心理学や行動科学の知見をベースにした心理の仕事がまず頭に浮かぶことが多いのではないだろうか。しかし，これらテレビドラマで取り上げられるような仕事だけではなく，臨床心理学を生かした仕事も実は警察組織の中にある。

　では，臨床心理学をベースにした心理職はどのような部署でどのような仕事をしているのか。これは，各都道府県警察によって多少の違いがあるのだが，現状では，犯罪被害者を対象とする犯罪被害者支援部門，少年やその保護者を対象とする少年警察部門，警察内部の職員を対象とする厚生部門に配置されることが多い。どの職場にも言えることかもしれないが，大きな組織に所属した場合，心理職というのは少数派である。もちろん警察組織においても同様であるため，それぞれの部門で数名程度である。

　ここでは，犯罪被害者支援部門と少年警察部門について，私自身の経験をもとに警察組織における心理職の仕事について述べたいと思う。なお，本章中，意見についての部分は私見である。

●警察組織の特徴

　警察は個人の生命，身体及び財産を保護し，公共の安全と秩序を維持することを責務としている。そして，警察官が被疑者を逮捕するための捜査機関としての重要な役割を担っており，矯正機関や支援機関ではない。つまり事件捜査という業務を中心に進められる警察組織において，捜査の妨げになるような活動は避けなければならない。被疑者であれ被害者であれ警察に関わる時間というのは，犯人逮捕を中心とした前後の捜査期間であり，警察官は限られた時間の中で被疑者や被害者から事情を聴取し，必要な手続きを行う。そのため，心理職による心理的支援は捜査後に実施することが多く，捜査中に実施される場合であっても捜査の進捗に注意を払いながら進める必要がある。

●警察における被害者支援

　被害者支援といった支援的な視点での活動を警察が行っていることは，一般的にはあまり知られていないかもしれない。実際に「警察にそのような部署があるんですね」と言われることがしばしばある。多くの人は警察と聞くと，「悪い人を捕まえるのが仕事」というイメージが浮

かび，どうしても被疑者との関わりが中心と思われやすい。しかし，大まかに言えば事件と同じ数だけの被害者が存在しており，警察官は多くの被害者たちと関わりを持つ。被害者や遺族に対してかける言葉に悩みながら，聴取を行ってきた警察官も多いだろうと思う。

　しかし，治安維持が警察の重要な責務の一つであると考えた場合，警察官には1分1秒でも早く犯人を逮捕することで被害者や遺族に安心してもらいたい，地域の安全を取り戻したいという思いがある。被害者や遺族を気遣うあまり犯人を取り逃していては本末転倒なのである。現場の警察官たちは心苦しさを抱えながらも，犯人逮捕こそが警察ができる唯一の被害者支援であるという考えで働いてきたと思う。

　そしてこの考えは正しいと言えるだろう。ただ，それだけでは不十分であるということも明らかになってきたのである。

(1) 警察と被害者

　みなさんは，警察に被害届を出した経験はあるだろうか？　出したことがある方はわかると思うが，被害前後の状況も含めて，詳細な説明を求められる。人によっては，「なんでそんなことまで答えないといけないの？」と思うような立ち入ったことまで聞かれる場合もある。しかし，事件には関係ないように思えても，警察官が尋ねることは捜査手続き上必要なことである。

　このような警察での被害者の聴取について，「あれこれと質問されることは当然で，多少不快に感じるかもしれないが仕方がないだろう」と理解を示してくれる人もいるかもしれない。しかし，実際自分がなんらかの犯罪被害に遭った直後に尋ねられると，その気持ちは変わってしまう可能性がある。当然だが，人は同じ質問でも，いつどこで誰から尋ねられるかによって受け止め方は大きく変わる。被害直後に，普段は入ることのない警察署の殺風景な部屋で，警察官に尋ねられる状況というのは非常に強いストレス状態にあると想像できる。被害者は，「どうして被害に遭った私がこんな思いをしなければいけないのか」と絶望的な気持ちになり，警察に届けたことを後悔するかもしれない。

　このように犯罪被害による直接的な被害によって起こる間接的な被害を二次的被害と言う。マスコミからの取材や，周囲の人々の無責任なうわさ話，医療費の負担や失職，転職などによる経済的困窮，そして，警察等で聴取を受ける精神的，時間的な負担もこれに当たる。

　被害者は，犯罪被害によって傷つき，二次的被害によっても傷つくのである。そして二次的被害の程度がひどいほど被害後の精神的回復は遅れる。

(2) 警察心理職ができる被害者支援

　現在，警察では様々な形で二次的被害防止に取り組んでいる。しかし，警察が被害者に二次的被害を全く与えないというのは不可能ではないかと思う。被害者の心情を気にかけながらも，犯人逮捕のためにはどうしても確認しなければならないことがあって，それは被害者にとっては思い出したくない被害状況であったり，他人には話したくないような個人的な内容であったりする。被害者支援の必要性が叫ばれるほど，現場の警察官たちは強い葛藤を抱えながら，もしくは葛藤を感じないように感情を押し殺して被害者に関わることになる。捜査と支援のバランスを取ることはとても難しいのだ。そのような事情があり，現在重要犯罪の場合は捜査担当とは別で支援担当の警察官が配置され，支援担当の警察官は被害者の心身の状態に配慮

し，相談に乗りながら必要としている支援の案内をする。そして，被害後の精神的ショックが深刻と思われるケースについては心理職に依頼が入る。被害そのものによるショックだけでなく，警察での被害聴取で受ける精神的な負担もできる限り軽減し，二次的被害を最小限にとどめるために心理職が支援の一部分を担うのである。

(3) 警察における被害者カウンセリング

　被害者支援のカウンセリングの場で出会うのは，性犯罪の被害者や，殺人・交通死亡事故の遺族が多い。被害の内容は違えど，多くの被害者や遺族は自責的になっており，「私があの道を通らなければ被害に遭わなかった」という現実的な話から，「私が昔，あんなことを言ったから，子どもが死んでしまった」という非現実的な内容まで，様々な形で自責感について訴えられる。また，被害のショックとその後の生活の変化から不眠や食欲不振等のうつ的な症状が出ることも多く，「自分はおかしくなってしまった」と感じている人も珍しくない。

　このような場合，警察での被害者カウンセリングでまず行うのが，被害者への心理教育である。「あなたは悪くない」ということと「あなたはおかしくなったわけではない」ということを被害者の心に届くように説明するのである。

　心理士は，人の話をいかに聴くかということについては十分なトレーニングを受けているが，伝えたい情報をいかに説明するかということについては訓練が積み上げられていないことが多い。というのも，心理士の仕事はまずクライエントの話を聴くことから始まるため，「聴く力」がなければ話にならない。また，「説明する」と表現すると，心理士が一方的に話し続けるような印象があり，一般的なカウンセリングの中では最小限にとどめるよう注意が払われることが多い。

　しかし，警察での被害者カウンセリングは危機介入的に行われることが多く，比較的短期間の関わりを想定しているため，限られた時間の中で「聴く」ことと「説明する」ことのバランスを考えた面接が求められる。被害後の被害者や遺族に起こっている心身の反応を聴き取りながら，わかりやすい言葉で過不足なく情報を伝える（前田・金，2012）よう心掛けている。

　被害後の心身の反応については，調べれば急性期から慢性期までPTSD（心的外傷後ストレス障害）の症状を中心とした知識を得ることができるが，その情報をいかに伝えるかが重要である。上述したように，警察での心理的支援は比較的短期間の関わりを想定しており，場合によっては1回限りで終了するケースも珍しくない。「次はないかもしれない」という思いも働き，あれもこれも伝えておきたいという焦りや欲が心理職の側に生じることがある。そうなると，一方的で押し付けがましい説明となり，効果的な心理教育が行えなくなる。知識をベースに被害者が抱えている苦しみや不安を掬い上げながら，その人の状態に合わせた説明をすることが効果的な面接になると感じている。

　例えば，「被害後から，夜眠れないんです」という訴えがあった場合に，その眠れなさについて詳しく聴いていく必要がある。「眠ろうと思っても目が覚めてしまって全く眠たくならない」という過覚醒症状からくるものなのか，「眠ると事件の夢を見てしまうので，怖くて眠れない」という侵入症状からくるものなのかによって説明の仕方が変わってくる。「不眠は被害後に多く見られる反応の一つなので，心配いりませんよ」と説明してしまうと，一つひとつの反応がぶつ切りでつながりのないものになってしまう。しかし，過覚醒からくる不眠であれば「些細な物音に驚いたり，ちょっとしたことでイライラするようなことはありませんか？」と他の過

覚醒からくる反応についても確認し，過覚醒のメカニズムについて説明すると，自分の心身に起こっている反応につながりが持てるようになり，「被害後であれば起こって当然の反応なんだ」という理解が得られやすい。このような理解が得られると，ケースによっては心理教育だけで症状が軽くなり，日常生活に戻っていける場合もある。

　そして，心理教育を行う際にも被害者に対する共感的な姿勢は忘れずにいたい。当然のことと思われるかもしれないが，これが意外に置き去りにされることがある。被害者は被害の軽重にかかわらず，自責，孤独，不安，怒り等様々な感情が渦巻く心理状態にあり，心理的にも危機的状況を抱えている。"些細な"一言で傷ついたり怒りだす被害者を見て，周囲の人は「気にしすぎではないか」「いつまで言っているんだ」と思うことがあるが，それは，安全な場所から想像するだけでは追いつかないような危機的状況を内面に抱えているからである。そして，この状況は現実とは違う時間の流れ方をしている。心理学を学んだ者であっても，注意を維持していなければ被害者が味わっている危機的状況への共感を弱めてしまうことがある。

　安心してもらうために，被害者の心身に起こっている様々な反応を「当然のこと」として説明するのだが，共感的な態度が伴わなければ，「大したことではない」というメッセージとして受け取られかねないため注意が必要である。

（4）回避について

　犯罪の被害者やその遺族の心理的回復を阻むものの一つに"回避"がある。事件を思い出すものや場所を避ける，被害についての話を全くしない，被害について考えないようにするために仕事等に没頭するといった具合に，外傷的体験に触れられなくなってしまう状態である。そしてこの回避によって，被害後の心理的支援につながりにくくなることがある。カウンセリングを始めとする心理的支援は，相談者が希望していることが重要であり，支援を押しつけることがあってはならない。しかし，被害後の反応として回避が働いているとカウンセリング等を案内されても，自分には必要ないと判断されることがある。もちろん，支えてもらえる環境があり必要性を感じないために断られる場合もあれば，被害後の混乱からそれどころではないという場合も多い。それでもやはり，回避のために支援につながらなくなっている被害者も一定数いるということを忘れてはいけないと強く感じるようになった。また，心理的支援につながったとしても，その中で回避が働き，「もう大丈夫です」「だいぶ良くなりました」と言って，支援者を安心させ支援の場から去っていくこともある。どこまでを回避の症状と捉え，どこからを尊重するべき本人の意思とするか，判断の難しさを感じているが，支援希望のない被害者や遺族がその後，支援を受けたいと思ったときにつながる見通しやつながり先を伝えておくことは重要である。

　犯罪の被害者や遺族の心理的支援と聞くと，多くの心理職にとっては専門外だと感じられるかもしれない。実際筆者自身も，警察組織で働くまでは特殊な領域で自分が扱うには難しい対象だと感じていた。しかし，被害後間もない被害者や遺族であれば，学校現場で行われる緊急支援や災害時等に参考にされるサイコロジカルファーストエイド（心理的応急処置）の考え方を取り入れた関わりが有効と思われる。また，きっかけは犯罪被害であったが，もともと抱えていたその人自身の問題が顕在化して症状を長引かせている場合もあるため，その際は犯罪被害にこだわらない心理療法を行う方が効果的と思われるケースもある。犯罪被害と聞くと「自分の専門領域ではないから」「詳しく尋ねると相談者を傷つけることになるから」と，支援者

自身にも回避が働いて相談者の訴えについて十分吟味されないことがある。確かに，PTSDや複雑性悲嘆の状態にある人については，それらの症状を専門的に扱う治療を受ける必要があるが，初期の対応であればもっと多くの心理職が対応可能であると感じている。

◉少年警察領域の心理支援について考えること

　では，視点を変えて少年警察領域ではどうだろうか。少年警察活動の大きな特徴は，少年の健全育成を重要な目的に掲げていることである。

　少年警察活動における健全育成は，非行少年の再非行防止の他に，不良行為少年の補導や要保護少年・被害少年の保護をも含む（大塚，2018）。つまり，すでに犯罪を犯した少年も，犯罪を犯す可能性が高い少年も，虐待を受けている少年も，犯罪やいじめの被害に遭った少年も対象に含まれる。この対象の広さが少年警察領域の特徴とも言えるだろう。

　このように広い対象を取り扱っていると，いろいろな方向から少年たちを見ることができる。そして，被害少年が加害少年であったり，その少年が家庭内で虐待を受けているというケースも少なくない。

　例えば，電話相談で保護者から，子どもが被害に遭ったという相談を受けると，別の少年事件の加害少年として名前が出てくることがある。また，援助交際を行っていた少年の家庭環境を見ると，ネグレクト同然の状態であったなど，被害・加害・虐待が複雑に絡み合った少年の姿が浮かび上がってくる。少年の健全育成は，いろいろな立場の少年を対象としていると同時に，一人の少年の中に存在している複数の問題を対象にしているとも言える。

　被害少年が一方では加害少年である場合や，加害少年が被虐待児童であるケースに遭遇すると，やはり幼少期から思春期青年期にかけての被害体験の重みを感じる。加害少年の中には，虐待も含めた被害体験を抱えている場合があり，「自分は悪くない。自分は被害者だ」と思っていても不思議ではない。

　しかし，加害少年の被害体験というのは"言い訳"として捉えられやすい。「傷ついた人や困っている人がいるのだから，言い訳なんかせずに反省すべき」という意見を持つ人も多いのではないかと思う。被害に遭った人たちこそ，そんな過去とは関係ないにもかかわらず，傷つけられたり困らされたりするのだからたまったものではないだろう。一方で，「言い訳せずに反省すべき」と言って反省するのであれば，少年の再非行防止に多くの人が頭を悩ませる必要はないのだ。

　被害者のつらさを心に留めながらも，いったんは少年の被害体験に耳を傾けなければ，再非行防止のための効果的な働きかけは難しいと感じている。

(1) 少年たちの主観的事実

　警察官が注目するのは客観的事実である。何が起こり，それがどんな罪に当たるのかを調べていくのが事件捜査である。家庭環境，友人関係，本人の特性といったことも可能な範囲で調べられるが，事件の背景と言われるそれらの詳細な部分は，少年鑑別所や家庭裁判所で調べられることになる。皮肉なことに，彼らの主観的事実を調べてもらえるのは"悪いことをした"一握りの非行少年だけなのだ。

　そのように取りこぼされた少年たちの主観的事実に注目することができるのが警察の補導職

員や心理職員ではないかと思う。

　もし自分がその少年であったらと想像してみる。少年の家庭環境，友人関係，少年自身の特性を持って生まれて生きてきた場合，同じことをしないと言い切れるだろうか。自分が今，こうやって生活していられるのは，そこまで追い詰められていないだけなのではないかと考えてみる。

　家庭環境や友人関係は把握しやすいものなので，どうしてもそこだけを捉えて自分だったらと想像してしまう。「自分だったら，そんな親は見限って，違う道を歩くだろう」「そんなことを言う友人は本当の友人とは言えないから，縁を切るだろう」といった具合である。それは，親や友人を見限れるだけの力を蓄えてきた人たちだから言えることである。親を見限っても自分の足で歩いていける能力のある人，友人と縁を切っても別の友人関係を築くことができる人，言い換えれば，そういうことを現実的に検討できるような能力と成功体験を，ある程度積み上げている人たちである。

　しかし，警察で出会う少年たちはそうではないことが多い。安定した人間関係を築くことに困難さを抱えていたり，物事の理解や検討の仕方が独特であったり，感覚機能に偏りを有しておりそれが社会生活を困難なものにしている場合もあるだろう。これらは発達障害のように先天的な脳の機能障害として持って生まれてくる場合もあれば，不安定な親子関係に由来するような後天的に獲得されたものもある。また，その両方が互いに影響し合い複雑に絡み合っていることも多い。そのような少年たちそれぞれの特性や事情をアセスメントし，見立てを関係者に伝え，少年たちのサポーターを増やすことは心理職の重要な仕事であると感じている。

（2）心理的見立てを支援につなげるために

　支援の方向性がアセスメントの結果（見立て）によって決まることは，みなさんご存知のとおりである。例えば，非行行動の背景に発達障害があるのか，家庭環境の問題があるのかでは支援の仕方が変わってくる。警察ができる支援は限られているため，非行であればこう，被害であればこうといった具合にどうしても型どおりのものになりやすい。しかし，前述したように少年が抱えている問題は加害も被害もごちゃ混ぜになっているケースもあれば，障害がベースになっているものもある。そのため問題行動だけを捉えた支援は効果的とは言えない。問題行動の背景をアセスメントし，支援を実施し，その結果をアセスメントに生かし，支援を再構成するという繰り返しの作業を行っていくことが必要である。

　筆者が少年支援を行う際に重要と感じるのは，少年についての心理的な見立てを，関わっている警察官に説明することである。少年の中には，事件を担当している警察官との間に信頼関係が形成されていることも多く，その警察官から勧められて支援が開始されることもあるのだ。特に本人の支援に対するモチベーションが低いことが多い少年警察の現場では，関わっている警察官の協力を得ることで継続的な支援が成立する場合も多い。これは，学校臨床における担任とスクールカウンセラーの関係にも似ている。同じ職場で働く，それぞれ専門性の違う大人が，一人の困っている子どもに関わるのだ。

　そして，警察官に見立てを伝える場合は，なるべく日常で使う言葉を用いて状態を説明し，発達障害等の障害が疑われる場合であっても，それを伝える際には誤解を招かないよう十分注意して伝える。現在発達障害という言葉は広く知られる言葉となっており，警察でも発達障害に関する研修会が実施されるなど組織内で多くの人に認識されるようになった一方で，一部誤

って理解されていることもまた事実である。多くの現場でそうであるように，障害名はそれだけで問題が片付けられたかのような錯覚を生む。問題行動や理解不能な言動があった場合，「発達障害だから仕方ない」と言われ，それ以上の対応は医療領域の仕事だと捉えられる。確かに診断ができるのは医師であり，投薬を含め医療での対応が効果的な場合もある。しかし，警察に関わる少年たちの中には，すでに診断がついており医療機関にかかっている者も散見される。また，診断とまではいかなくとも，幼少期になんらかの発達に関する特性を指摘されていることもある。なんらかの発達的な障害（またはその傾向）があることはすでにわかっており，医療等につながった上で問題行動が起こっているのだ。

　支援に携わる際に，障害についての誤解が生じているならばそれを修正しつつ，有効な関わり方や見通しを伝える。見立てとセットで関わり方や見通しを伝えることは重要である。なぜなら多くの警察官は常にリスクマネジメントを行っており，未来志向で物事を考えているため，最も関心があるのは「何をすればいいのか」「そこにリスクはないのか」ということである。もちろん，心理職が行うアセスメントは完璧なものではないし，心理検査であっても未来を予測するものではない。しかし，心理職が生育歴や現状ばかりを語っていては，警察官に見ている方向が違うと思われ，協働支援体制を作ることが難しくなる。

(3) 被害少年としての非行—少年の性問題行動から—

　警察で働き始めて感じたことは，児童期青年期における性問題行動の多さである。警察で働く以前に経験した，教育領域や医療領域の職場でも，性的な問題行動が主訴となることはあったが，ごく少数であった。もちろん，対象とする年齢や専門とする分野によっても違いはあるだろうが，筆者が経験してきた臨床の現場では，少数派のテーマであったため，どこか自分の中では縁遠いものと感じていた。

　警察において性問題行動として多く取り扱うのが，いわゆる援助交際等の少年が性交の誘引をしたケースである。性交を誘引した少年らは，司法機関では福祉犯被害者（少年の福祉を害する犯罪の被害者）として扱われる。行動としては非行だが，法的な取り扱いは"被害者"である。もちろん，少年の健全育成を妨げる成人に責任があることは間違いなく，いくら合意であったとしても少年らの中にある僅かな大人への信頼感を損なわせる罪深い行為である。しかし，被害者とされた少年らはいわゆる被害という言葉からイメージされる雰囲気を纏っていることはほとんどない。

　警察では，被害少年支援という形で，いじめや事件の被害者となった少年らを支援していく取り組みを行っており，性非行を行った少年たちも福祉犯被害者として支援の対象となる。そこで少年に対して，「悪いのは大人であって，あなたは被害者なんだよ。だからあなたには支援が必要なんだよ」と言っても「はぁ」といった調子でコミュニケーションが成り立たない。多くの場合，性非行を行った少年たちは自分を被害者だとは思っておらず，被害者という肩書きをつけて支援の説明をしようとすると，お互いに違和感を持ち，混乱した状態となる。

　被害少年支援に携わり始めた頃，筆者はまさしく混乱していた。被害少年という言葉に振り回されていたと思う。少年たちとの間に信頼関係を築くという目的もあり，「あなたは悪くない」という説明をして，被害者としての意識を持ってもらうことが必要と考えていた。筆者自身，少年たちを純粋な被害者と捉えられなくても，「悪いのは少年たちを利用した大人である」という考え方は正しいと思っており，それを説明し，支援を受けるモチベーションを高めたい

とも考えていた。しかし，この説明は前述したように，少年たちの心に届くことはほとんどないように思う。

　少年たちの被害者としての部分だけを取り上げるのは，問題行動にだけ注目していることと同じである。前述したように被害少年か加害少年かという切り分け方は，事件を立件する際には重要だが，支援の方向性を考える際には有効でないことが多い。ここでもやはりそのような行動に至った経緯を丁寧にたどっていくことが支援への一歩だと思う。

　そして，筆者がこの手の少年たちに対して強く願うことは，この先本当の被害者になってしまわないことである。性問題行動を起こす少年たちは，常に大きな危険と隣り合わせているのだ。それを実感してもらうためにも，心理的な側面だけでなく，性教育やインターネットリテラシーといった視点からの介入も重要であると感じている。

（4）警察が関わる少年たち

　本人の来談意欲が低く，モチベーションを高めたりそれを維持することの難しさは，少年を対象とする臨床の現場では珍しくないが，警察という組織では特にその難しさを感じている。教育や医療の現場であれば，心配した親や教師に連れられて渋々ながらも定期的に面接を受けに来ることが多い。そうこうしているうちに信頼関係が構築され安定した来談につながっていくこともある。

　しかし，警察で取り扱う少年たちのケースは，心配する家族や教師がいない場合がある。親はいるが繰り返される子どもの非行に諦め気味であったり，親自身に余裕がなく子どもの問題に取り組む余力がない場合や，学校に在籍しておらず教師という存在がいない場合である。相談の場に連れてきてくれる大人が身近におらず，社会的な資源が乏しい少年が問題行動を起こし，警察に補導（保護）され，「あなたには支援が必要だから，定期的にここにおいで」と言われても，大人への不信感でいっぱいの少年が素直に通ってくることは難しい。当然，連れてきてくれる親も少ない。

　また，少年鑑別所や少年院のように法的強制力のある現場であれば，心理検査や面接の実施自体はそれほど困難ではないと思われるが，警察の少年支援にはそのような強制力もない。つまり，警察で支援ケースとして扱うものの多くは，少年の立ち直りをバックアップするような資源もなければ法的な強制力の対象にもならない，“中途半端”な境遇に置かれた少年たちのケースなのである。

（5）枠について

　その“中途半端”な境遇に置かれた少年たちになんとか支援を受けてもらおうと，自宅から警察署までの送迎や，家庭訪問を行うことも珍しくない。待っていては来てくれないのである。一方で，警察では事件捜査が最優先であるため，対象の少年が事件に関わっていることが判明すればカウンセリングは中断となる。

　このように，クライエントの生活の場に入り込んで心理的支援を行ったかと思えば，突然カウンセリングが打ち切られる場合もある現場での活動に，筆者は当初戸惑いを覚えた。少年を守る枠も支援者を守る枠も非常に脆弱だと感じられたのだ。筆者はそれまで，自発的に通ってきてくれるクライエントや，積極的に連れてきてくれる大人がいるクライエントを，整えられたカウンセリングルームで待つというシチュエーションで仕事をすることが多かったため，

「このような環境で心理的な面接を行えるのか」と戸惑った。この脆弱な枠の中では話を深めてはいけないと感じ，心理職としての仕事が"中途半端"なものになっていくような気がして苦しかった。この苦しさは現在でもなお抱えているものであるが，この苦しさを感じているうちは枠への意識を失わずにいる証だと考えるようにしている。現在の枠の中でなにができるかを考えること，または枠を崩して自分が行おうとしていることについて十分意識を向けることが，警察組織の中で心理職として仕事をする際に重要なことだと思っている。

　警察組織では，この枠の概念は理解されづらいと感じている。特に少年警察の現場では，一昔前であれば警察官が担当している非行少年が困っていると知れば夜中であっても対応するなど，お互いの日常生活に入り込んで付き合うことは珍しくなく，その価値観は現在でも所々に残っているように感じる。そんな中，面接時間は○時○分から△時△分までとか，面接日以外に電話で長時間話を聴くことに葛藤する心理職の姿は，警察官から見ると少々神経質なものとして映るかもしれない。

　また，人の命や安全を守ることが職務であるため，「死にたい」と言われれば安全確保のために駆けつける組織の中で，「どんなときにそのような気持ちになるんだろうか」と問いかける心理職は，危機意識が足りないのではないかと思われているかもしれない。

(6) うまくいかないことについて

　ただ，枠が脆弱で内面的理解を促すような「深い」面接が行えないと思って悩んできたが，心理面接を何度か行ううちに，面接を深められないのは枠だけの問題ではないかもしれないとも考えるようになった。内面的理解を深めること自体が困難な少年が多いということを実感するようになったのだ。

　いわゆるベーシックな心理面接をイメージしながら進めようとすると，うまくいかないことが多く起こり，それを外的要因のせいにしていたが，非行という行動上の問題を有している少年たちにとっては，まずは行動やそれにつながる認知を中心に取り上げていく方がつながりやすいのかもしれないと考えるようになった。

　今振り返ると，筆者自身，慣れない環境で行う心理職としての仕事に対して，不安や無力感を強く感じていたのだと思う。その感情を回避するために他罰的となり，「あれがない，これがない」と環境のせいにしたり，「理解してくれる人がいない」と人のせいにしていたように思う。そして，試行錯誤することもほとんどなく，自分が慣れ親しんだ方法にこだわっていたのだ。

　外的要因はもちろん考慮に入れる必要があるが，自分自身の力量不足から目を逸らすための材料にしてはならないと強く感じている。

(7) 家族支援

　環境からの影響を受けやすい少年たちの問題は，特定の問題を取り出して扱うことが成人以上に難しいと感じるが，逆に，環境への働きかけによって変化していくことが十分に期待できるということでもある。少年は心身ともに成長期にあって可塑性に富むというこの特性こそが，少年の立ち直りへの希望でもある。

　問題行動には理由があり，少年の非行問題を考える際には，親子関係や家庭環境というのは無視できない要因の一つである。また，非行少年だけでなく被害少年においても，心身の回復

のためには親子関係や家庭環境が非常に重要である。例えば，被害内容がそれほど深刻でないと思われるケースにおいて，心身のダメージが想定よりも長引いているケースを見ていくと，以前から抱えていた親子間の問題が表面化して，被害からの回復を遅らせていることがある。

　しかし，家族をどう巻き込んでいくかは難しい課題である。問題があるのは問題行動を起こした少年であり，少年本人をどうにかしてほしいというのが多くの家族の本音ではないだろうか。実際，「警察官からビシッと言ってもらえば本人も懲りるだろうから，お願いします」という保護者もいる。

　そのような中で，積極的に家族に働きかけを行っていくのも心理職の重要な仕事であると感じている。カウンセリングや行事に連れてきてくれる保護者であれば，まずはそのことに感謝して「なかなかできることではない」と伝えて労う。実際，警察で出会う少年たちの保護者は，警察で支援を受けることに積極的でないことが少なくない。諦めや余裕のなさ，自分の育て方を否定されるのではないかという不安，警察から指導を受けているという世間体の悪さ等もあり協力が得られにくい。しかし，多くの保護者は困っているし自信をなくしている。子どもの問題行動をベースに，保護者の不満や不安を聴き取り，褒めたり労うことが重要ではないかと思う。保護者が少年を連れてきてくれなくても（この場合は警察が対象少年を送迎する），警察が関わることを許可してくれたことについて感謝を伝え，送迎の際に会うことができれば簡単に少年の状況を説明する。本当に地道な作業で，カウンセリングルームで行うような親面接ができたらどれだけいいかと思うこともあるが，保護者自身が希望しない限りは，防衛的な態度を強めるだけと思われるので，立ち話や電話連絡といった形で関係づくりをしていくことが多いように思う。大切なのは，その場限りの保護者対応ではなく，家族支援につながるような保護者対応を意識して関わることだと思っている。

　また，非行少年とその保護者を対象にした少年支援の教室を開催する場合もある。保護者も一緒に受けるということがポイントで，個別での支援よりも侵襲性が低く，再被害防止や再非行防止について保護者と少年双方の認識を高めるきっかけになると考えられる。こういった行事にはよくあることだが，参加メンバーの確保に苦労するという点はあるものの，保護者に働きかけができる数少ない機会でもあり，グループ支援という視点から，今後展開が期待されるサポートの形であると感じている。

（8）電話相談

　警察には少年相談の電話窓口があり，少年に関する悩み全般が対象であり，少年本人や保護者等から電話が入る。多くは保護者からの相談で，子どもが帰ってこない，家庭内で暴力をふるうというものから，学校でいじめ被害に遭っているが学校が対応してくれないというものまで様々である。そして，数としては少ないが，少年本人から電話がかかってくることもある。少年自身が虐待を受けていると訴えるものもあれば，自殺を仄めかす内容もある。

　しかし，電話口で語られる内容がすべて事実であるとは限らない。虐待や自殺を示唆するような言葉が出れば，それがどれくらい現実的なものか程度を測り，緊急性が高くないと判断すれば，そこから，どういう思いがあってそのような話をしたのかに注目して話を聴いていくのが一般的な相談電話の流れだろう。

　だが警察では，命に関わる事案については，過小評価することなく，個人の生命が脅かされる危険性の有無を的確に判断するとともに，強い使命感をもって対応することとされており，

他機関での電話相談に比べて安全確保のための対応が迅速に行われているという印象がある。警察とは，すぐに対応できる機動力が備わった組織なのだ。そのため，責任感とともに他の電話相談の現場よりも心強さを感じながら相談が受けられる面もある。そして，心理職の本当の仕事はその対応の後に行われるものだとも思っている。

　繰り返し自殺を仄めかすような場合，その背景について話し合うことが重要となるが，少年自身が自分の悩みや感情について言語化することが難しい場合も多くある。また，誰もわかってくれないという周囲への不信感が強いこともあり，それが自傷や自殺の示唆という行動化につながっていることも少なくないだろう。電話口で，「死にたくなるときはどんなときか？そのときの気持ちについて話をしよう」と少年に呼びかけても，その気持ちについて語る準備ができていなかったり，語る言葉を持っていなかったりする。その結果，「死にたい」「死ぬ」「こんな危険なことをした」という話に終始することもあるだろう。そうなるとこちらも，話を聞くほど不安になり，結果的にこちらが安心するまで長時間話を聞くということも起こり得る。そういうことが度々起こると，少年に対する怒りすら感じる場合も出てくるだろう。支援者側は時間的にも精神的にも消耗し，効果的に話を聴くことが難しくなる。

　このような話を繰り返す場合は，できれば早い段階で会って話を聴きたいと思う。電話だけの相談の場合，情報が電話越しの会話しかなく，病態水準や自殺のリスクについてアセスメントすることが難しい。また，電話で1，2回話した相手との間に十分な信頼関係が構築されているわけでもないため，こちら側がある程度の覚悟を持って聴き続けることも難しい。相手がどんな外見的な特徴を有しており，どんな表情で，どんな仕草を伴って話をしているかという視覚的情報を得られるだけでも，コミュニケーションが取りやすくなると感じている。

　もちろん，電話だから相談できるという人もいるだろう。それなら電話での相談で構わないし，電話で話しているうちに気持ちが変わって面接に移行していくこともあるだろう。ただ，電話相談はあくまで“相談”であり，少年に関する悩みという幅広い対象を扱う性質上，基本的には話を深めることよりも，問題の整理と連携機関へつなぐことが中心となることが多いように思われる。内容や状態によって医療機関や自治体の福祉機関，児童相談所等の案内をし，警察の介入が必要であれば，管轄の警察署につなげるというものである。問題の解決までは難しいが，悩んで電話を掛けてきた少年やその保護者が問題を少し整理でき，この後どうすればいいかという見通しを持てるよう電話を終えることが大切だと考える。

●警察組織で働くということ

　警察組織で働いていると，どうしても警察官のように動かなければいけないという錯覚に陥る。警察官のように事実を把握し，法令等に従って判断し，適切に素早く処理することが自分の仕事と思い込んだり，そのように動かなければ評価してもらえないと，いつの間にか考え始める。

　もちろん，警察官の動き方を知っておくことは警察組織で働く上では非常に重要なことである。繰り返し述べているように警察の最も重要な職務は治安維持であり，犯人逮捕を目指して事件や事故の捜査が行われる組織である。しかし，その組織で自分が心理職員として働いている意味を考えたとき，警察官としての訓練を受けていない自分が，警察官のような動きをしたところで役には立たない。

　ただ，警察官のように動かなければと無意識に考えてしまうのには理由がある。当然のことながら，警察組織で働く大多数は警察官である。心理職員の同僚もいるが，協力して仕事を進めるスタッフは警察官であることが圧倒的に多い。特に上司の存在は大きい。上司が警察組織における心理的支援についてどう考えているかによって，心理職員がどう使われるかが大きく変わることもある。組織の中でも心理的支援を積極的に行おうという考え方もあれば，重要なのはわかるが警察組織で積極的にやるべきことなのか疑問であるという考え方もある。そのため，心理支援的な業務はそこそこにして，警察業務の補助的な仕事をメインにする方がよほど職責を果たすことになるという意見もあると思われる。そうすると，心理職としてのアイデンティティが揺らぎ，組織で生き残るためには警察官の考え方や価値観を自分の中に取り込み，そのように振る舞う必要があると考え始めるのである。

　もちろん，警察組織において必要性が認められているからこそ心理職として採用されているわけだが，それぞれの都道府県警察や配属される部署，その時代によって，仕事の内容には違いがあると感じている。そのため，思うような仕事ができない時期には，心理士としての経験がなかなか積み上げられず，臨床の現場からどんどん遠ざかっていく不安を抱えることもあった。

　しかし，心理職としての仕事内容が十分確立されていないということは，今後発展させていける余地があるということでもある。自分が実際に働いてみて，心理職としてこういう活動ができれば，警察で関わる被害者や少年の助けになるのではないか，一緒に働く警察官の役に立つのではないかと考えることは，心理職としてのアイデンティティを保つ上でも重要だと思う。

　警察組織がどこまで心理的支援を行うかは様々な意見があると思うが，私はやはり行う意義が十分にあると実感している。というのも，警察という機関でしかつながれない人たちがいるからである。それは上述したように，被害後に回避的になっている被害者や遺族であったり，"中途半端な"境遇に置かれた少年たちであったりする。どちらも心理的な支援につながりにくい状態にあり，適切にケアされなければ社会適応が難しくなったり，自分や他者を傷つけるような可能性も出てくる。不本意ながら警察とつながってしまった人たちの中には，警察が手を離すと同時に支援につながるチャンスも失ってしまう人たちが実は多くいるのだ。

　継続的な支援につながらず，手を離さざるをえないときでも，警察で受けた心理的支援が悪くないものとして経験されていれば，その後の支援につながる可能性を高められるのではないかと考えている。SOSを出すことが難しい人たちの心に，支援の種を蒔くようなイメージを持って日々仕事をしている。

引用文献

前田正治・金　吉晴（編）（2012）．PTSDの伝え方—トラウマ臨床と心理教育　誠信書房
大塚　尚（2018）少年警察ハンドブック　立花書房

2

児童自立支援施設における心理臨床

◉児童自立支援施設とは

　児童自立支援施設とは，児童福祉法に定められた児童福祉施設の一つである。児童福祉法第44条には「児童自立支援施設は，不良行為をなし，又はなすおそれのある児童及び家庭環境その他の環境上の理由により生活指導等を要する児童を入所させ，又は保護者の下から通わせて，個々の児童の状況に応じて必要な指導を行い，その自立を支援し，あわせて退所した者について相談その他の援助を行うことを目的とする施設とする」と定義されている。いわゆる非行少年や不良行為をなすおそれのある子どもで家庭環境上などの理由により，一定期間家庭から離れて共同生活を行ったり，通所指導を行ったりすることで，一人ひとりの子どもの状況に合わせたケアや支援を実施し，その子どもの健全育成や自立を図ることを目的とした施設である。

　その歴史は古く，明治中期，池上雪枝らの民間篤志家が始めた感化事業に端を発する。その後，1900（明治33）年に制定された感化法に基づく「感化院」，1933（昭和8）年制定の少年教護院法による「少年教護院」，戦後の1947（昭和22）年，児童福祉法制定によって「教護院」となり，1998（平成10）年の児童福祉法の一部改正で，現在の「児童自立支援施設」に名称が変わった。それぞれの法律において，目的や考え方は変化してきているものの，創立から100年以上経過した施設も多く，児童自立支援施設には，その長い歴史の中で培われてきた実践知が蓄積されている。

　児童自立支援施設の理念や哲学に今でも多くの影響を与えているのが，留岡幸助（1864-1934）が設立した「家庭学校」による実践がある。留岡は，「人は刑罰によって善良になるのではない。君子になるか，盗賊になるかを決めるのは，家庭における陶冶による」との考えのもと，非行少年らを「家庭的愛情の裡に薫陶する」ために「家族舎制」を採用した。「家族舎制」とは，家長，家母，家母補の職員と10〜15名程度の生徒が，一「家族」，一「家庭」として，それぞれの家族ごとに一戸建ての家（家族舎）に住まい，共同で生活を営むシステムである（二井，2014）。このような疑似家族を想定した寮運営は，「小舎夫婦制」として現在も一部の児童自立支援施設において採用されている。「小舎夫婦制」とは文字どおり，夫婦やその家族が同一施設内に住み込み，入所している子どもへの生活指導を行うことである。近年は職員確保の問題や労働環境の変化等から，交替制を採用する施設が増えているが，全国に58ある児童自立支援施設（国立2，都道府県立50，政令指定都市立4，社会福祉法人立2）のうち，約3割の施設が現在も小舎夫婦制を維持している。

　児童自立支援施設の特徴としてもう一つ挙げられるのが，施設内での学校教育を導入してい

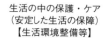

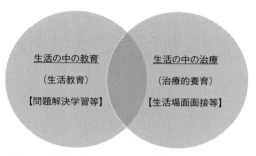

図 2-1　施設生活における自立支援の基本的な構造
（全国児童自立支援施設協議会，2011）

る点である。1997（平成 9）年の児童福祉法改正により，学校教育を導入することが義務づけられ，施設内に校舎を配置して地元の小中学校の分校または分級という形をとり，小中学校の教員が教科指導を行っている。児童自立支援施設に入所する児童は，学習習慣が身についておらず，学力や学習意欲の低い者が多い。その子の学力に応じて個別に丁寧に関わることで，わかる体験や褒められる体験を重ね，自己効力感や自己肯定感が高まり，実際に学力が向上することで継続的な学習習慣が身についていく。かつては高校進学をはじめから諦め，就職を希望する者も多かったが，近年は児童自立支援施設から高校進学を希望する児童が大半になっている。このように生活指導と学習指導の両輪で非行少年の更生，自立支援を実践しているのが，児童自立支援施設の特徴であると言える。

◉児童自立支援施設に入所する子どもたち

　児童自立支援施設は 18 歳未満の児童を対象とした施設であるが（制度上，措置延長すれば 20 歳まで入所継続は可能），実際の入所児童の多くは中学生である（全体の約 8 割）。近年は少子化や非行少年の減少等により，全国的に入所児童数は減少傾向にあり，2018（平成 30）年 2 月 1 日現在の全国の入所児童数は 1,448 人となっている（厚生労働省，2020）。

　入所に至る経路は，児童福祉法に基づく児童相談所による入所措置と少年法に基づく家庭裁判所の少年審判による保護処分の決定（児童自立支援施設送致）に従って児童相談所が入所措置をとる場合がある。まれに虐待等の理由により児童相談所が入所措置が適当と判断しているが，親権者の同意が得られない場合，児童福祉法第 28 条に基づく家庭裁判所の家事審判の決定によって入所することもある。

　入所理由は，窃盗，恐喝，暴力行為，家出，深夜徘徊，性非行等の触法行為，ぐ犯行為によるものが大半である。また，他の児童福祉施設での行動上の問題や他害行為の頻発等により，児童自立支援施設へ措置変更される場合もある。女児の中には，SNS 等で見知らぬ男性と出会い，援助交際等の売春行為を行ったり，家出して男性宅に宿泊したりしているところを警察に補導されるケースもある。厚生労働省（2020）の調査によれば，入所児童の約 6 割に発達障害や知的障害等の診断があり，64.5％に保護者からの虐待の経験があるとされている。近年は，

入所前に ADHD や自閉スペクトラム症等の診断を受け，通院，服薬している児童も少なくは
ないため，児童精神科医や小児科医など医療機関との連携は欠かせないものとなっている。

事例1　アカネ

　アカネは中学2年生の夏に児童自立支援施設に入所した。アカネの両親はアカネが3歳の
頃に離婚しており，母子家庭である。以前は，母親の実家で生活していたが，母親と母方祖母
との折り合いが悪く，小学3年生の頃から母親と4歳離れた姉と3人での生活になった。母
親は生活費を稼ぐために，夜遅くまで仕事をするようになり，帰宅が22時を過ぎることもあ
った。その間，アカネは姉と2人で母親の帰りを待っている状態であった。中学校にあがる
と母親のいない寂しさから，友人と一緒に公園で夜遅くまで遊んだり，SNSで知り合った友
人の家に泊めてもらったりして，家に帰らない日が多くなった。ある日，深夜に公園にいると
ころを警察に補導され，帰宅を拒否したため児童相談所が一時保護した。一度は家庭に帰っ
たものの，その後もすぐに家出を繰り返すようになり，3度目の一時保護の後，児童自立支援
施設に入所となった。

事例2　マコト

　マコトは幼い頃から落ち着きがなく，保育園でも他児に暴力をふるったり，物を壊したりし
たりして園から度々注意を受けていた。両親は，暴力的なしつけでそれを抑えようとして，
叩かれることもしばしばあった。小学校に入学してすぐに担任からの勧めで病院を受診し，
ADHD の診断を受けた。小学4年生の頃から服薬治療を開始したが，なかなか改善が見られ
ず，小学校高学年になると，ますます担任や両親に対して反抗的になり，気に入らないことが
あると暴力をふるうようになった。困り果てた両親は児童相談所に相談し，継続的な面接を
行ってきたが，改善は見られなかった。その後，両親の叱責から逃れるために家出をするよう
になり，万引きや自転車盗などを繰り返すようになった。中学1年生の夏，警察からの身柄
付き通告 [1] により一時保護の後，児童自立支援施設に入所となった。

●児童自立支援施設における心理臨床

(1) 心理療法担当職員の配置

　児童自立支援施設では，2011（平成23）年公布・施行された「児童福祉施設最低基準等の一
部を改正する省令」において，「心理療法を行う必要があると認められる児童十人以上に心理療
法を行う場合には，心理療法担当職員を置かなければならない」（第80条第3項）とされたこ
とから，現在ではほぼすべての児童自立支援施設に心理療法担当職員が配置されている。厚生
労働省（2016）の通知には，心理療法担当職員の主な業務内容として，「①対象児童等に対する
心理療法，②対象児童等に対する生活場面面接，③施設職員への助言及び指導，④ケース会議
への出席，⑤その他」とある。実際に筆者が勤務していた児童自立支援施設で行っていた主な
心理業務について，岩田（2021）を参考に表2-1にまとめた。

　具体的な心理的ケアのあり方としては，厚生労働省（2012）の「児童自立支援施設運営指針」
に次のように定められている。

・子どもへの心理的ケアは，アセスメントに基づき，個別のニーズに沿った支援目標を立て，

1）児童福祉法25条による通告。児童本人を伴って通告を行うことを身柄付き通告という。

表 2-1　児童自立支援施設における心理業務

(岩田，2021 を一部改変)

アドミッションケア （入所前支援）	・入所予定児童に関する施設内の支援協議 ・入所予定児童に関する児童相談所との事前カンファレンス
インケア （入所中支援）	・入所式への出席及び児童，保護者への心理面接説明 ・心理アセスメント（CBCL，TSCC，TEG，ロールシャッハテスト，バウムテスト，風景構成法等） ・個別心理面接（カウンセリング，認知行動療法，箱庭療法，遊戯療法，描画法，内観療法，TF-CBT 等） ・集団心理面接（グループワーク，SST，性教育等） ・生活場面面接，危機介入 ・保護者面接（親子合同面接，家族療法等） ・自立支援計画策定会議への出席 ・児童精神科医との連絡調整，通院支援 ・寮職員へのコンサルテーション
リービングケア （退所前準備支援）	・復帰支援会議（ケース会議）への出席 ・退所に向けた心理面接 ・退所前の心理アセスメント
アフターケア （退所後支援）	・家庭訪問，通所等によるアフターケア
その他の心理業務	・行事への参加，クラブ活動の応援 ・施設内外の研修講師

　　子どもや保護者への説明と同意のもとに行われる。
・本施設における心理的ケアは，福祉，心理，教育，医療の協働により，良質な生活環境づくりを行い，施設での生活そのものが治療的な経験となるような生活環境の提供など，日常生活や学校生活及び個別的な心理療法などを有機的に結びつけて行われる総合的なケアである。
・有効性を測定しつつ，見直しを行いながら，継続的に展開していく。
・心理的ケアには，カウンセリング，生活場面面接，認知行動療法，環境療法など様々な方法があるが，個々の子どもの状態に応じて，有効な方法を柔軟に組み合わせ，創意工夫した総合的な心理的ケアを行う。

　心理療法担当職員の中心的な業務は入所児童に対する心理面接であるが，施設の特徴として生活環境療法としての機能があることから，実際には生活場面面接や生活指導を行う寮職員（児童自立支援専門員，児童生活支援員）へのコンサルテーションの役割が大きい。児童自立支援施設は，子どもと職員が生活を共にすることで，その中で生じる様々な問題やトラブルを自己の課題と結びつけ，どのようにその問題を解決していくのかを共に考える場である。心理療法担当職員はその機能がうまく働くように，個々の入所児童の心理的ケアだけでなく，寮職員をサポートし，施設全体が治療的に機能するように働きかける役割を担っている。

(2) 生活環境療法

　前述のとおり，児童自立支援施設に入所してくる児童の多くが窃盗や暴行などの触法行為やぐ犯行為を行っていたわけだが，その背景には家庭内の不和や虐待などの問題がある。幼少期に獲得すべき他者への基本的信頼感や愛着関係の確立になんらかの躓きをもって入所してくる

場合が多いことから，まずは「安心・安全な生活」の確保が重要である。「安心・安全な生活」とは，生命維持のために必要な衣食住の充足といった基本的な生活が提供された上で，暴力や人権侵害といった自身の生命や尊厳を脅かされない他者との営みがそこにあるということである。支援を行う上ではこの「安心・安全な生活」を土台にして，職員や仲間との日々の学習，運動，作業を継続的に行うことで，少しずつ自己の課題に向き合っていくことができるのである。

　入所児童にとって「安心・安全な生活」を実現するためには，「枠組みのある生活」が求められる。「枠組みのある生活」とは，健全な自己を確立するためにつくられた枠組みによって営まれた生活を意味している（青木，2014）。枠組みのある生活には「内的な枠組み」によって営まれる生活と「外的な枠組み」によって営まれる生活とがある。「内的な枠組み」とは，すなわちセルフコントロールであり，自分の内面に作られる枠組みや規範を意味している。「内的な枠組み」には，自分の問題性の自覚・認識によるものと，関係性による存在の内在化によるものなどがある。自分の問題性の自覚・認識によるものとは，子ども自身がなぜこの施設に入所してきたのか，自分の問題性や課題を認識し，受け入れることによって，ここで生活することの意味や意義を見出すことで形成される内的コントロールである。もう一つは，関係性による存在の内在化による「内的な枠組み」である。例えば，"これをしたら親が悲しむからやめておこう"など，重要な他者との愛着関係や信頼関係を形成した存在が内在化することによって，行動規範を身につけたり，行動を抑制したりすることである。この「内的な枠組み」の中には自我や道徳性といった概念なども含まれている。

　次に「外的な枠組み」について説明する。「外的な枠組み」とは，あらかじめ作られた施設の規則やルール，生活日課などのことであり，子どもが健全に成長するための生活の中の構造化を意味している。こうした規則やルールは入所児童がお互いに「安心・安全な生活」を営むために必要なことでもある。また，建物の構造や職員配置，子どものグループ構成なども「外的な枠組み」に含まれる。「外的な枠組み」が子どもの心理的な成長を支えるある種の器となり，その器の中で，安心・安全な共同生活を営むことで少しずつ「内的な枠組み」が形成される。そして子どもの心理的な成長とともにゆるやかな「外的な枠組み」へと移行していくことが支援の目標となる。

　「枠組みのある生活」というとルールや規則による子どもの管理，指導と思われがちであるが決してそれだけではない。児童自立支援施設の伝統的な基本理念には「共生共育」や「withの精神」というものがある。「共生共育」とは「生徒，職員，あるいはその家族が施設という共に生活する場の中で行われる生きた言葉・態度などの相互交流によって共に育ちあい，生きていくこと（相澤，2014）」を意味している。つまり，大人から子どもへというタテの上下関係ではなく，ヨコの関係を基軸にして支援者も一人の人間として対等に子どもに向き合い，相互に感情を通わせながら，より良い生活を追求することで，共に成長していくことである。「共に暮らし，共に学び，共に働きながら，職員の身を通して子どもを導くこと」によって子どもは職員（大人）を信頼し，モデリングや同一視の対象となることで存在の内在化が進んでいくのである。

事例3　シンゴ

　シンゴは中学1年生の冬に児童自立支援施設へ入所した。はじめは職員に対する反抗的な

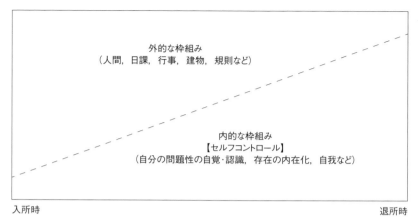

図 2-2　枠組みのある生活
（全国児童自立支援施設協議会，2011）

　態度が目立ち，ルールを守れず特別日課と呼ばれる個別の日課で対応することもしばしばであった。他の入所児とも些細なことで言い争いになり，殴りかかりそうなところを職員が止めるという毎日が続いた。特別日課を重ねるうちに担当職員にも打ち解け，しだいに自分のこれまでの境遇や本当はみんなと仲良くしたいという気持ちを語るようになった。シンゴは幼い頃から厳しく育てられ，両親から繰り返し暴力をふるわれることもあったという。シンゴにとって家庭は安心できる居場所ではなかった。自分を強く見せるために周囲に反発し，暴力をふるうことで相手より優位な立場であろうとした。しかし，それが結果的に周囲から孤立し，思い通りにいかない苛立ちからますます暴力をふるうという悪循環に陥っていた。シンゴは，特別日課を通じて，これまでの生活を振り返りつつ，自分の行動や考え方の特性の理解を深めていった。それからシンゴは，イライラして気持ちが高ぶったときは深呼吸をしたり，不安な気持ちを職員に話したりすることを意識するようになり，少しずつ他児とのトラブルも減っていった。退園する頃には，他の児童から目標とされる存在となり，任された作業も責任を持ってやりきる姿が見られるようになった。

●児童自立支援施設における心理臨床の実際

（1）自立支援計画とアセスメント

　入所児童に対しては，児童相談所から示された「児童相談所援助指針」に基づき，生活指導の担当職員が個別の「自立支援計画」を作成する。心理療法等の実施もこの自立支援計画に基づいて行われる。自立支援計画の作成に当たっては，まずは児童相談所から提供された記録を丁寧に読み返すことが重要である。児童相談所の記録には問題の発生から入所に至る経緯，子どもや親の生育歴，家庭環境，学校での生活状況などが記載されている。また，入所前に児童相談所で行った心理検査や一時保護所での行動観察記録等も子どもを理解するための重要な資料である。それらの情報と入所後の生活状況などから，その子の課題をピックアップし，その問題の背景となる要因について仮説を立て，具体的な支援方法を考える。自立支援計画は，子ども本人・家庭（養育者・家族）・地域（学校等）の3領域でそれぞれの課題と目標（長期・短期），支援内容や方法を策定することになっている。自立支援計画を作成する際は，対象となる子ども本人やその保護者，支援に当たっている学校や地域の関係者の考えを事前に聴収した上

で，今後の課題，目標，支援方法について共有することが重要である。

　心理療法担当職員は，入所時に児童相談所から提供された心理所見（家庭裁判所の審判による入所の場合は少年鑑別所による心理所見）に基づき個別の「心理面接計画」を策定する。筆者は，入所児童の特徴や自我の健康度，成熟度を見るため，入所した早い段階でロールシャッハテスト，バウムテスト・風景構成法等の描画テスト，子どものトラウマや行動特性を知るための子どもの行動チェックリスト（CBCL），子ども用トラウマ症状チェックリスト（TSCC）等を実施していた。バウムテストや風景構成法は，入所間もない時期と退所が近づいた時期にそれぞれ実施し（場合によっては入所途中），子どもの心理的成長や変化を見るための参考にした。図2-3 はある子どもの入所時と退所時のバウムテストの絵である。入所時は枝には枯れ葉しかついておらず寂しい樹幹であったが，退所時には豊かな樹幹に成長していることがわかる。この他にもエゴグラムを使って，自身の性格の特徴を理解したり，その結果に基づいた対人関係の課題や人との接し方についてアドバイスをしたりした。このように子どもの性格・行動特徴や心理的な変化等をアセスメントし，子ども本人や家族，関係者等にフィードバックすることで，自己理解を促進し，今後の支援につなげていくことが心理士の重要な役割と言える。

（2）個人心理療法

　個別の心理面接は，施設の規模にもよるが，入所児童全員に対して行っている場合と対象者を限定して行っている場合とがある。各施設に配属されている心理療法担当職員のオリエンテーションによって用いられる心理療法は異なるが，具体的には，カウンセリング，認知行動療法，遊戯療法，箱庭療法，描画法，ソーシャルスキルトレーニング（SST）などが一般的である。その子どもの課題や特性によって用いられる心理療法は異なり，のちに紹介する性的問題行動防止プログラムやトラウマに関連した心理療法（TF-CBT，NET 等）が用いられることもある。入所間もない頃は，施設での生活に慣れ，日々の日課に安定して取り組めることが目標

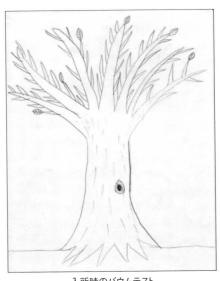

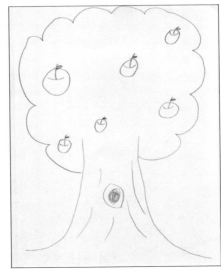

入所時のバウムテスト　　　　　　　　　　　　　退所時のバウムテスト

図2-3　バウムテストによるアセスメント

となるため，すぐさま心理療法を導入することはない。はじめのうちは，ここでの生活に目的と意味を見出すために，入所理由でもある触法・犯罪行為や問題行動に焦点を当て，施設での生活で取り組むべき課題や自身の特性などについて理解を深められるように面接を実施していく。施設での生活に慣れ，生活が安定してきた頃から，自身の生い立ちや家族への想いなどにも触れる機会を作る。生い立ちを整理する中で，親との葛藤や親から受けてきた虐待やネグレクトに関連した体験を語る子どももいる。自身の加害性に気づき，被害者の感情を理解して，贖罪の気持ちを喚起するためには，自分自身の過去の生育歴を振り返り，自身の被害体験についてきちんと向き合い整理することが重要である。藤岡（2001）は，非行少年の被害と加害の円環を絶つためには，自分の中の被害者としての感情と加害者としての感情が出会い，それを一人の自分として統合させることが必要であると述べている。自分の感情に気づき，自身が癒されて初めて被害者の心の痛みを感じることができるのである。

　入所児童の中には，幼少期から児童養護施設等で生活し，措置変更されて児童自立支援施設に入所する場合がある。そのような児童の中には，親と早くに死別したり，父母との関わりが希薄だったりして，自身の生い立ちさえもまともに知らないということがある。こうした児童に対して，寮職員や児童相談所等と協働してライフストーリーワークを実施することがある。ライフストーリーワークとは，社会的養護のもとで暮らす子どもが，自分の生い立ちや家族との関係を整理し，過去－現在－未来をつなぎ，人生を前向きに生きていけるように支援するための取り組みを言う（才村，2016）。具体的には，自分の親に関することや幼少期の様子を知ったり，幼少期に関わりのあった人を訪ねて乳児院や児童養護施設を訪問したり，自分に関する記録をまとめてライフストーリーブックを作成したりする一連の作業を行う。このとき重要になるのは，ライフストーリーワークに一緒に取り組む支援者の存在である。子どもにとっては受け入れがたいような過去の出来事であっても，支援者と共にそのときの感情を整理することで，現在の自分の行動や気持ちにつながっていることを理解することができ，次のステージに進むためのレジリエンスを養うことになる。徳永（2011）は，非行臨床においてライフストーリーワークを実践するにあたり，被害者性と加害者性のバランスに留意する必要性を指摘しつつ，ライフストーリーワークの本来の目的である，1．知る権利の保障，2．アイデンティティの補強，3．被害体験のケアや消化に加え，4．再非行の防止に効果があるとしている。

事例4　ダイスケ

　ダイスケは幼い頃に両親が離婚し，父親と8歳年上の兄の3人で生活していた。小学2年生の頃に，父親が突然，交通事故で亡くなった。兄と共に親戚の家に引き取られたが，家のお金を盗ったり，万引きを繰り返したりするようになり，小学4年生の頃に児童養護施設へ入所となった。施設入所後も万引き行為は度々あったが，しだいにその回数は減り，落ち着いた生活を送れるようになった。しかし，中学1年生の夏，同じ施設の小学生の女児へのわいせつ行為があったため，児童自立支援施設へ措置変更となった。

　入所して半年が過ぎた頃から，ライフストーリーワークを実施することにした。親戚や兄からダイスケの幼い頃のエピソードや住んでいた場所などを教えてもらい，ダイスケ，担当職員，心理士で実際に生活していた場所を見に行った。また，ダイスケが過ごしていた児童養護施設を訪ね，当時，担当していた職員から話を聞くことができた。そうして集めた写真やコメントをアルバムにまとめてダイスケだけの"ライフストーリーブック"を作成した。ライフストーリーブックを作成する過程を通じて過去の経験を振り返り，「あの頃は，なんで自分ばっ

かりこんな目に合わないといけないんだと思っていた。でも，自分がこれまで関わってきた身近な人々がどれだけ自分のことを考えてくれていたのかということを改めて感じることができた」と話した。

（3）集団心理療法

　入所児童の中には，対人関係をうまく作れずに孤立したり，怒りの感情をコントロールできずにすぐに感情を爆発させたりする子どもがいる。そのため，グループでのアンガーマネジメント教育，相手を傷つけずに自分の気持ちを伝えるためのアサーショントレーニング，人間関係や社会生活で必要な知識を学ぶSST等を導入している。また，思春期の年齢であることや施設での集団生活であることから，性に関連したトラブルや施設内の性加害・被害を予防するため，入所児全員に性教育を実施している施設もある。児童自立支援施設には，性暴力を主訴として入所する児童も一定数いる。そのため，個別また集団での性的問題行動防止プログラムを実施している。性加害の対象となるのは，同居するきょうだいであったり，近所の見知らぬ女児であったりする。児童養護施設に入所中に他児に対して性加害行為を行い，児童自立支援施設に措置変更された児童もいる。加害行為は女児に対してだけでなく，男児に対しても行われることがある。性的問題行動のある児童の中には，自身が過去に性被害を受けていたという場合も少なくないため，自身の被害性と加害性の両方を扱う必要性が生じてくる。プログラムでは性暴力に関する心理教育，自身の行為への直面化，自身の行動パターンの理解，自身の被害体験の開示，被害者の心情への気づきなどのワークを行いながら自己理解につなげ，自分なりの再発防止計画を策定する。最も重要なのは退所後の生活において再発を防止することであり，そのためには，保護者の協力が不可欠である。保護者ともプログラムの内容を共有し，退所後の環境調整，親の関わり方（ペアレンティング・スキル）の改善，安全プランの確認などを児童相談所や地域の社会資源を活用しながら実施していく。

事例5　ユウジ

　ユウジは自閉スペクトラム症の診断があり，相手の気持ちを察することが難しい特性がある。ユウジは中学2年生の頃，数回にわたって近所の小学生の女の子を神社に連れ込み，性器をさわる等のわいせつ行為があったため，家庭裁判所の審判により児童自立支援施設に入所した。入所して3か月が過ぎた頃から，心理面接の時間に，個別に性的問題行動防止プログラムを開始した。はじめのうちは自身の行った行為について開示することを嫌がり，多くを語ろうとはしなかった。自分の行為に向き合うこと，正直に話すことの重要性，被害者や周囲に与えた影響を考えること，自身の犯行サイクルを理解すること，再発防止のためのプランの作成など，ワークブックを通じて心理士と話し合った。また，日常生活においても，他者との境界線（パーソナルスペース）や衝動性のコントロールについて理解を深めた。ユウジは，心理士と共に被害者に対する架空の手紙を書き上げることで，相手や相手の家族，自分を含む周りの人への影響について考えることができた。また，自分の特性や思考のパターンを理解し，再犯を招きそうな危険因子や危険因子からの具体的な回避の仕方について確認した。

（4）施設職員へのコンサルテーション

　筆者が勤務していた施設は交替勤務制であり，毎朝，職員の交代時には引き継ぎが行われ，その際，前日の宿直者から，児童間のトラブルや職員に対する反抗，ルール違反や逸脱行動な

どが報告されることがある。それらを単なる問題行動として批評するだけではなく，子どもが示す日々の行動の意味やその背景について，心理面，発達面の観点から助言を行い，支援や対応に活かしていくことも心理療法担当職員の役割である。児童自立支援施設では，前述のとおり，「枠組みのある生活」が求められる。「外的な枠組み」である生活上のルールや生活日課に対して逸脱行動が見られたり，対人関係に課題のある児童も多いため，些細な行き違いから児童間のトラブルに発展したり，暴力的な方法で他児を支配しようとしたりすることがある。それらの行動を指摘し，注意喚起することによって，子どもが自制し，内省につながれば良いが，指摘した職員に対して反発する場合や注意された意図を理解していない場合もある。「言い方が気に入らない」「なんでオレばっかり」「あの先生はいいって言ったのに」。よく耳にする言葉である。このとき，生活指導を行う職員が，反抗的な態度をとったとして頭ごなしに叱りつけたとしたら，治療的でないどころか子どもが成長する機会を失し，その子どもと職員との信頼関係も失いかねないであろう。トラブルが生じたときこそ気づきのチャンスだと捉え，どのような事柄がトラブルの引き金になったのか，なぜそのような言動に至ったのか，そのときどのような認知や感情が生じていたのか（時には身体感覚にも焦点を当てる），今後，どのようにすれば良いのか等を職員と一緒に考え，子ども自身が自己理解を深められるように援助することが重要である。施設に勤務する心理療法担当職員は，日常生活の中で子どもに接する機会があるため，生活場面接として心理面接以外の場面で子どもと話をすることがある。寮職員とは異なる立場で子どもの気持ちに寄り添いながら，指導された内容や意図をわかりやすく解釈して伝えたり，日々の事象を題材にしながらその子の課題を明確にしたりして，寮職員との関係をサポートする役割を担っている。

　また，児童自立支援施設は日常生活を共にする場であるがゆえに，子どもからの転移感情だけでなく職員から子どもへの逆転移も生じやすい。対応する職員自身が転移・逆転移の感情に巻き込まれて，子どもに対して強い嫌悪の感情が生じたり，逆に一人の子どもを過度に贔屓しようとしたりするなど，不適切な指導に陥ってしまうリスクがある。被措置児童等虐待を防ぐためにも，職員と子どもの中で何が起きているのか客観的に見て，適度な距離感を保ちながら対処できるように，心理療法担当職員が心理的な知見に基づく見立てや助言を行うことが重要である。

（5）ケース会議等への出席

　筆者が勤務していた施設では月1回，寮会議が行われ，個々の入所児童に関しての具体的な対応方法について協議をしている。この中で，心理療法担当職員は臨床心理学や発達心理学，犯罪心理学等の知見に基づいた子どもの見立てや対応方法等の助言を行っている。また，3～4か月に1度，児童相談所や原籍校（子どもが施設入所する前に在籍していた学校）を交えたケース会議（復帰支援会議）を開催しており，自立支援計画の見直しとともに，進路や家庭復帰，措置変更等，今後の支援の方向性等について話し合われる。心理療法担当職員の立場からは，子どもの心理・発達面からの見立てやアドボカシー（権利擁護・代弁）の観点から関係機関へのコンサルテーションを行っている。

（6）保護者面接（家族関係調整）

　親が子どもを施設に入所させる決断に至るまでには，様々な親子の葛藤を経てきているもの

である。河合（2020）によると，入所当初は，お互いに冷静になるために離れて生活することの必要性を感じている一方で，親子関係が壊れてしまうのではないかという不安や施設に子どもをゆだねることになってしまったことへの自責の念を抱くなど，親の傷つきも大きい。子どもが施設入所後，前向きな変化を見せることにより，親も少しずつ子どもへの期待や変化の可能性を実感するようになり，これまでの養育について振り返るようになる。援助者としては，結果としてそれまでの養育の方法が不適切であったとしても，親の苦悩や努力に対しては共感的な理解に努め，親と一緒に子どもの養育を考えていく姿勢が重要である。退所に向けた親子関係の再構築や退所後の相談援助等については，児童相談所や家庭支援専門相談員の役割が大きいが，場合によっては心理療法担当職員が親子の面会に同席したり，家族療法的なアプローチで介入したり，親の関わり方（ペアレンティング）についてのアドバイスをしたりすることによって，家族関係の再構築をサポートする役割を担うことがある。

事例6　ユキ

　ユキは入所前，両親の目を盗んでは家出を繰り返し，友人宅やＳＮＳで知り合った男性宅に泊まったり，中学生にもかかわらず繁華街で飲み歩いたりして，何度も警察に補導された後，児童自立支援施設に入所になった。ユキの父親は長距離トラックの運転手で，勤務が不規則であり，家にいないことも多かった。母親は夜の仕事をしており，夕飯を作って仕事に出かけたあと，帰宅は０時を過ぎることが日常だった。ユキは両親が不在の間，４つ歳の離れた兄と家で留守番していたが，寂しさからしだいに年上の先輩らと夜遊びをするようになった。ユキは家にいた頃の寂しかった気持ちを両親に話したことはこれまでなかったため，面会時に職員立ち合いのもと，ユキから両親に自分の気持ちを素直に話した。両親は，ユキに寂しい思いをさせてしまっていたことを謝罪し，母親は夜の仕事をやめて，昼間の仕事に変えることにした。その後，月１回の面会の前に，職員や心理士から両親にユキが施設で頑張っている様子を伝えたり，ユキへの関わり方についてアドバイスしたりした。しだいに両親とユキとの関係も良好なものになっていった。

（7）施設退所後のアフターケア

　児童自立支援施設では，施設退所後のアフターケアにも力を入れている。施設退所後のアフターケアは，家庭支援専門相談員がその中心的な役割としてあるが，心理療法担当職員も退所後の子どもの悩みや不安を解消するために定期的に面接を行う場合がある。というのも，施設退所後に高校へ進学したり，就職したりしても，数か月で中途退学したり，離職してしまうケースが珍しくないためである。高校を継続していくためには，学校に入学した初期の段階で，自分の居場所を見出せること，授業でわからないことがあったときに友人や教師に助けを求められること，担任教師に対する信頼感があることが重要であるとされている（河合ら，2016）。そのため，退所後の生活において，新しく人間関係を構築し，学校や家庭が居場所として定着するまでは，定期的に通所や家庭訪問によって，子どもや家族の精神的な支えとなることが重要である。また，施設を退所する前には，児童相談所や市区町村の要保護児童対策地域協議会と連携して地域の社会資源を活用し，退所後の相談援助につなげられるようなサポート体制を構築しておく必要がある。

引用文献

相澤　仁（2014）．児童自立支援施設運営指針と子どもの権利擁護　相澤　仁・野田正人（編）　やさしくわかる社会的

養護　施設における子ども非行臨床　児童自立支援事業概論（pp. 63–64）　明石書店
青木　健（2014）．基本的な自立支援のあり方—人は人との暮らしの中でともに人となる—　相澤　仁・野田正人（編）　やさしくわかる社会的養護　施設における子ども非行臨床　児童自立支援事業概論（pp. 78-79）　明石書店
藤岡淳子（2001）．非行少年の加害と被害—非行心理臨床の現場から　誠信書房
藤岡淳子（2008）．関係性における暴力　岩崎学術出版社
岩本健一（2003）．児童自立支援施設の実践理論　関西学院大学出版会
岩田智和（2020）．児童自立支援施設における自立支援の現状と課題—施設の高機能化・多機能化に向けて—　わかやま子ども学総合研究センタージャーナル，1，69-76.
岩田智和（2021）．児童自立支援施設における心理療法担当職員の心理業務に関する体系化の試み—アドミッションケアからアフターケアまでの実践を基に—　わかやま子ども学総合研究センタージャーナル，2，65-74.
河合直樹（2020）．児童自立支援施設入所による親の子育てへの考え方の変化　子どもと福祉，13，112-119.
河合直樹・窪田由紀・河野荘子（2016）．児童自立支援委施設退所者の高校進学後の社会適応過程—複線径路・等至性モデル（TEM）による分析—　犯罪心理学研究，54(1)，1-11.
厚生労働省（2011）．児童福祉施設最低基準等の一部を改正する省令の施行について
厚生労働省（2012）．児童自立支援施設運営指針
厚生労働省（2016）．家庭支援専門相談員，里親支援専門相談員，心理療法担当職員，個別対応職員，職業指導員及び医療的ケアを担当する職員の配置について
厚生労働省（2020）．児童養護施設入所児童等調査の概要（平成30年2月1日現在）
二井仁美（2014）．留岡幸助と小舎夫婦制（家族舎制）　相澤　仁・野田正人（編）　やさしくわかる社会的養護　施設における子ども非行臨床　児童自立支援事業概論（p. 151）　明石書店
才村眞理・大阪ライフストーリーワーク研究会（編）（2016）．今から学ぼう！　ライフストーリーワーク—施設や里親宅で暮らす子どもたちと行う実践マニュアル—　福村出版
徳永祥子（2011）．非行臨床におけるライフストーリーワークの実践　子どもの虐待とネグレクト，13(1)，47-54.
全国児童自立支援施設協議会（2011）．児童自立支援施設の支援の基本

3

少年鑑別所における心理臨床

●少年鑑別所の心理技官という仕事

（1）心理技官の仕事を目指すこと

　いろいろな心理臨床の仕事の中で，少年鑑別所の心理技官を目指すことの意味やメリットには，どのようなものがあるのであろうか。このことを事前に考えておかないまま，たまたま受験した公務員試験に合格したからと，心理技官の道を歩み始めることは仕事の性質上，かなり危ういことのように思う。そのくらい，この仕事を選択した若者たちには，大きな覚悟や目標がある。これは，あり得ない，仮の話だが，もしも筆者が，自分の大学卒業時頃にタイムスリップしてしまい，再度，就活しなければならなくなった場合，もう一度，少年鑑別所の心理技官の仕事を目指すかと問われたら，かなりの躊躇を覚えると思う。そのくらい，この仕事には，「国家公務員であり，安定している」では片づけられない困難さがある。その困難さを3つ挙げるとすると，次のようになる。

　まず，少年鑑別所で勤務する心理技官がその対象としているのは，虐待や犯罪被害といった多くの心的外傷体験を抱えている少年たちであって，そこには非行臨床特有の厄介な問題（臨床家であると同時に，施設の保安や管理の役割も担っているという二重拘束の問題）が横たわっていることである。2つ目は，そうした本来業務とは別に，心理技官には，心理臨床以外の仕事や役割がたくさんあり，そうした本人が希望しない仕事に多くの時間を割かれることが少なくない。その心理臨床以外の仕事とは，入所少年に対する観護処遇，施設の保安業務，管理職の仕事，行政職の仕事，少年鑑別所以外の施設での勤務等，採用された時点では，思いもよらなかった仕事や役割に就かされることである。3つ目には，こうした心理臨床以外の仕事が命令される割合は，一人ひとりかなり異なっていて（本人の適性や実績が考慮されるため），心理臨床家としての素養に富む人でさえ，かなりの長期間行政・管理業務に従事することがある。この点は，例えば，少年事件または家事事件の調査業務を担当することがほとんどの家庭裁判所調査官と比較すると，大きな隘路になり得ると思われる。ただ，こうした本人があまり希望しない職務命令も考えようによっては，その意義を見出すこともできる。例えば，少年鑑別所での心理臨床に直接関与する，側面支援する，あるいは後方支援に回る，それぞれ自分の適性に合わせて業務命令を受けていると思えば，いずれの場合も少年鑑別所の心理臨床に貢献できていることになるわけである。高い視点から見れば，自分の能力や適性を自分が志した仕事の遂行のために，有効に活用していると考えることもできるかもしれない。

　それでは，非行少年を相手にした少年鑑別所の心理臨床は，面白い，やり甲斐のある仕事なのであろうか。これについての筆者の答えは，自信を持って「イエス」である。その理由は，

非行を犯した（問題や困難を抱えている）若者，一人ひとりのそれまでの人生の再出発に直に立ち会える仕事だからである。彼らは，自分や家族の一生をも大きく左右する家庭裁判所での審判を目の前にして，緊張感（危機感）・不安（自分はどう生きたらいいのか）を高めている。人は，こうした急場（例えば，元気だった人が緊急入院する，大きな事故や不幸に遭遇してしまう）に置かれて初めて気づいたり，深く考えたり，大きな決心をするものである。若い彼らではあるが，面接をしていて，この面接の場で，これからの自分の人生を決めようとしているのではないかとはっきりと感じることがある。それは，印象的であり，臨床的であり，なかなか他の仕事では経験できないことである。

　若者たちの必死の反省や自己洞察，立ち直りへの兆しに立ち会える仕事，少年鑑別所の心理臨床は，臨場感あふれる，生きた臨床経験を積ませてくれる，確実にやり甲斐のある仕事と，筆者は確信している。

（2）心理技官の仕事の厄介な側面

　少年鑑別所での心理技官の仕事の中核は，鑑別結果通知書という家庭裁判所に提出する心理レポートを，ケースの主担当者としてまとめる（記載する）役割・作業にある。この作業は，審判日の数日前には，必ず家庭裁判所に届ける必要のある，非常に手間のかかる，責任の重い，難しい日程調整の伴う，実に切迫した，ストレスフルな仕事である。したがって，時間に追われることが嫌いで，自分のペースで納得がいくまで丹念に作業しないと気が済まない心理臨床家には，全く向かない仕事である。また，心理学の専門用語や少年司法制度に関する基礎知識に詳しく，心理テストに精通しているだけではなく，特に，語彙力，文章表現力，文章推敲力等のいわゆる「書く力」が必要不可欠である。そのため，たとえ心理臨床家としての素養や能力に恵まれていても，「レポート作成」が苦手な人には，大きな苦痛を伴う仕事でもある。

　一人前の心理技官と目されるには，最低でも 3 年程度は必要と言われているが，「締切りに追われながら，責任の重い報告書を書き続けること」を苦手としている人にとって，心理技官の仕事は，本人一人が苦痛なだけではなく，そのスーパーヴァイザーや上司をも大いに困惑させてしまう，大変厄介な側面を持っている仕事であることをお伝えしておきたい。

（3）先輩や同僚の心理技官との信頼関係

　少年鑑別所では，上司や先輩技官から懇切丁寧な指導を長期間にわたって受けることができる。こうした指導・養成制度は，他の心理臨床や対人援助の分野にも大いに参考になる歴史と伝統を有する。端的に言うならば，一人前の職人（心理技官）を養成するための徒弟制度のような色彩の濃いもので，先輩技官は喜んで後輩技官の指導に当たり，その成長を楽しみにしている。こうした密度の濃い養成制度は，心理技官にとって，上司や同僚との仲間意識や信頼関係を育んでくれるものでもあり，中には，一生涯続くような絆となることもある。

　また，心理技官の執務室では，心理技官同士で，担当した少年の面接での内容をどのように理解・解釈・表現するか，お互いに相談し合うことが多々あり，こうしたコンサルテーションの機会は，特に，難しいケースの少年への対応において，ケース理解を促進したり，担当心理技官の混乱や心労を低減したりしてくれている。先ほど，鑑別結果通知書の記載作業の窮屈さや困難さについて強調したが，心理技官の仕事は，意外に同僚や上司からの助言やサポートを得ながら，高い士気のもとで行われている協働作業でもある。

(4) ベテラン心理技官にはいつ頃なれるか

　少年鑑別所の心理技官は，国家公務員であることもあって，本人が自己都合退職を希望しない限り，大学・大学院卒業後，定年退職するまで，非行少年の心理査定や処遇に直接関わることが多い。この勤務期間の長さは，心理臨床家としての成長を大いに助けてくれるもので，採用後，5，6年くらいまでは他の同僚の成長のペースに追いつけなくても，10年後，20年後には逆転してしまうこともままあることなのである。

　少年鑑別所などの矯正施設で勤務する心理技官には，採用初年度に実施される基礎レベルの研修，採用5年目くらいの者を対象とした中級レベルの研修，10年目くらいを対象とした上級レベルの研修がある。つまり，採用後10年間くらいの年月を掛けてベテラン心理技官へと成長させることを目途としている。

　では，何年目くらいからは，ベテランの域に達して，非行臨床の現場で楽々と仕事ができるようになるのであろうか。筆者自身，多分，10年，長くかかってもその倍の20年後には，すべての非行類型について多くのケースを経験し，その後は，いわゆる長年の貯金だけで，ゆとりのある勤務生活を送ることができる，換言すれば，少年矯正においてやり尽くした感を味わえるものと思っていた。ところが，こうした筆者の勝手な予想や思惑は，採用後，10年経っても一向に実感されず，その後，管理業務や研究業務に就くことが多く，第一線の非行臨床の現場から遠ざかってしまった。さらに，採用後37年目，国家公務員の再任用制度を利用して，再度，少年鑑別所の心理技官として勤務した際，これまでの経験が思っていたほど通用しないことを痛感させられることがあった。つまり，一つひとつのケースは，全く固有で，過去の勤務経験などは実のところあまり役に立たず（この点は，私見が強いと思うが），それよりも丹念に面接をしたり，心理テストを活用したりしない限り，報告書に書けるような確かなことが見えてこないのである。また，それは，それで妥当な，当たり前のことで，心理臨床の本態のようにも思う。そして，新卒採用5，6年の頃，わかったように，短時間で心理レポートを書き上げることができることを自負していた自分の若気を切に反省することになった。

　確かに，多くのケースを担当したり，その多様さや詳細について知っていたりすることは自信や安心材料にはなるが，鑑別結果通知書では，非行事実と確固とした心象に基づいてレポート作成をすることが求められており，一つひとつのケース理解は，残念ながらそれぞれゼロからのスタートになってしまうのである。なお，こうした私見を他のベテランの同僚技官にぶつけてみると，「いつまで経っても楽にならない仕事」といった感想を聞くことがほとんどであった。

●非行少年との面接

(1) 鑑別面接とは

　少年鑑別所では，心理臨床家である心理技官は，その実，どのような面接（資質鑑別のための面接）を実施しているか，興味を持っていただけると思う。

　まず，面接時に少年たちに質問する具体的な内容であるが，詳細については少年鑑別所法施行規則という法務省令に基づいて矯正局長が定める通達という内規によって詳細に定められている。少年鑑別所で働く心理技官は，その様式の各項に関する情報収集を行うため，各担当少年に対する面接を実施しており，当然，面接での質問事項や内容は，ほぼ共通することになっ

ている。このように，資質鑑別のための面接は，半構造化されていると考えても良いのであるが，実際の面接場面では，少年の年齢や能力，問題性や性格・行動傾向に合わせる形で，柔軟に実施することになる。そのため，少年によっては，通常よりも1回の面接時間が長くなったり，回数が多くなったりすることがある。

　特に，非行の原因や動機を理解するための質問事項については，原田（2015）の著書で紹介されているRNR原則（Risk-Need-Responsivity principle）の9項目が参考になるので，同書を通読されることをお勧めしたい。

　ところで，法務省の内規でも，RNR原則の9項目についても，面接で取り上げる事項は，多方面というか，本人の現在の心境，心身の健康状態，心配事や悩み事，家庭環境やその雰囲気，保護者との関係，きょうだいや家族との関係，近隣の状況，成育史（幼少時，小学時，中学時），中卒後の進路，高校生活，非行のきっかけ，不良仲間の存在，本件のきっかけとその経緯，直接の動機やその背景，更生への意欲や方向性，今後の人生観や目標など，実に多岐にわたっている。言うならば，少年鑑別所に入所するまでの（生まれてからこれまでの）人生を再点検する，振り返る，この機に総括するという面接である。

　おそらく非行歴のない一般の青少年では，以上のように，少年時代に，心理臨床家と共に，自分のそれまでの人生について，しっかりと時間をかけて振り返ってみるという機会を持つことは滅多にないのではなかろうか。

　こうした鑑別面接の最終段階で，一部の非行少年から「自分の話をよく聴いてもらえて嬉しかった。たくさん話せて，自分のことが少しわかった気がしました。（非行はだめだけれど）ここ（少年鑑別所）へ入所して本当に良かった」といった素直な感想を聞くことがある。多分，彼らは，自分の親や親友にも話せなかった，言葉にすることができなかったことを鑑別面接の中で語ってくれたものと感じている。

　鑑別面接は，少年自身が逃げないで，誤魔化さないで，自分自身としっかりと向き合う場面だと思う。そうした自己との直面について，年齢的に，能力的に，性格的に，まだその時期に達していないと思われる少年もいる。ただ，多くの少年とは，鑑別面接の終了時頃，二人でその作業を行ったという何とも言えない満足感や達成感を得た表情を見せてくれるものである。

　非行少年は，その生活の中に非行をはじめとする問題行動を混ぜ込んでしまってはいるが，非行や逸脱行動は当然，彼らの生活のすべてではない。要は，非行少年の前に，思春期にある若者であり，内的にも社会的にも大きく変化・成長しようとしている。こうした青年期にある彼らにとって，「自分ときちんと向き合う時間やそのパートナー（心理技官）に出会える」少年鑑別所は，彼らのその後の人生を大きく左右したり，自分自身がじっくりと自分の本心と会話したりすることができる，非常に貴重な機会と見ることができるように思う。こうした青年期にある若者が人生の先輩やよき理解者とじっくりと対話する中で，成長の機会を得る話は，ヘルマン・ヘッセの『車輪の下』など，一般的にも知られていることである。少年鑑別所での鑑別面接は，非行性の除去に向けての調査面接という性格だけではなく，思春期にある一人ひとりの若者の内的な成長を促す心理教育的な面接の場でもあるのではないかと思っている。このように考えると，少年鑑別所に入所した少年たちは，他ではなかなか経験することができない，貴重な青春の1コマを経験しているように思う。もしもこのような思春期に，日常生活からいったん離れ，時間と場所が隔絶した形で，「自分自身とじっくりと向き合う」という体験を，思春期にある他の若者たちも経験することができたとしたら，それは，場合によっては，

大学4年間かかって自分との会話で得るものと同じくらいの貴重な体験になるのではないかと筆者は想像している。つまり，非行性の除去に向けた少年鑑別所の資質鑑別は，思春期の若者の発達課題（E. H. Erikson の発達理論の第5段階：自我同一性の獲得）の解決に向けた教育的な機能をも有しているように思われる。

　以上のように，少年鑑別所での勤務は，少年法の健全育成の理念の実現に向けて非行問題に特化されていて，犯罪心理学といった狭い領域の専門知識しか活用されない，心理臨床の場としては間口が狭く，底も浅いといった一般的に想像されているイメージとは異なるように思う。その実は，若者のその後の一生に関わる重要な方向性や選択肢の模索に立ち会うことができる，発達心理学や青年心理学の応用分野でもあるのである。少年鑑別所での心理臨床は，見た目以上に，外部から想像している以上に，対象少年との共同作業が多い，ダイナミックで，生き生きとした要素を含んでいるのである。

（2）非行少年との心理的な距離感

　新卒採用当初，「非行少年との面接は難しい」と思っていた。こうした感じ方は，正しくもあり，正しくもないと，長年の勤務の中で思うようになった。

　非行少年との面接で面接者は，いろいろなことを質問する。答えやすいことも，答えにくいことも，わかり切っていることも，プライベートなことも，非行への理解を深めるためには，必要と思うことは漏らさず尋ねている。

　こうした質問の連発に，被面接者の非行少年たちは，筆者が思っていた以上に，素直かつ協力的な態度で答えてくれることが多かった。これは，この仕事をしてみて，筆者が常に感じていた違和感でもあった。筆者自身が，もしも非行少年として少年鑑別所に入所し，職員からあれこれと面接で聞かれたら，なるべく良い印象を与える答え方をして，自分の立場を有利にすることに専念するのではないかと思う。ところが，実際，面接した少年たちは，「話しにくかったら，話さなくてもいいのに……」とこちらが思っていることまで，答えたり，話したりしてくれて，かなり意外に思えた。確かに，少なからず，ガードの堅い，なかなか面接に協力してくれない少年を担当することもあった。ただ，少年鑑別所の鑑別手続きでは，こうした面接に非協力的な少年に対して，面接への協力を強く要請することはない。むしろ，こちら（大人のこと）を意識してむきになっている少年の面接態度は，「よく頑張っているな。結構，しっかりしている」と内心，好印象を持つこともあった。

　そうしたことから，面接に協力的で，かなり従順な姿勢で面接に臨んでくれるのは，「どうしてなのか？」と個人的に疑問に思い続けていた。そして，筆者自身が行った調査結果（小板，1987）から，非行少年には危険な場面や問題な人物から自分を守ることが苦手で，自己防衛的な態度が十分ではないのではないか，あるいは自分の弱点や欠点を自認することで，周りからの関心や支援（愛情）を得やすくしようとする依存的な面が強いのではないか，と考えるようになった。そのためか，少年鑑別所での非行少年との面接では，表面上にはすぐにラポールが形成されて，スムーズに進んでいるように思われるところがあるが，それは，単に彼らの訴えや甘えを受容しているだけで，その後の彼らの成長にはつながりにくい面接になってしまうことも少なくないように思う。そうしたこともあって，心理技官は，時々彼らに対して，わざと意地悪な質問をしたり，批判的な態度を取ったりして，安易な協力関係や同盟関係を求めているわけではないことを少年たちに伝えることがある。つまり，鑑別面接には，少年たちに気づ

きや主体的な思考・判断を求めるところがある。こうしたやり取りをしているとき，心理技官はいわゆる大人の代表の一人として，彼らと真剣勝負をしていると思うことがあった。このように少年鑑別所で働く心理臨床家には，非行少年たちの成長や可能性を信じるポジティブ心理学（長所重視の心理学）の理念との相性が良いように思われるし，心理技官は自分自身が大人になり切れているかどうか，自問自答することにもなっているように思う。

　強いメッセージ性や明快さを心理臨床で主張したいと思っている方には，心理技官の仕事とのマッチングは良好なように思う。

◉いろいろなケースを経験する心理技官

　少年鑑別所では，実に多くの事例を担当することができる。入所少年が多い時期には，もう満腹というくらいたくさんと出会う（面接する）ことができる。非行少年が少年鑑別所に入所すると，すぐに担当者が指名され，入所の翌日などには，初回の面接を実施することになる。この初回面接は，これから大変な鑑別作業が始まるということで気重な反面，「どんな少年だろう」と結構楽しみでもある。

　当然，この初回の面接は，そのケースの概要を把握し，その後の作業手順や作業内容を決めることになり，最も重要な局面でもある。この初回面接の印象が，その後の面接の中で大きく変わることは少ないのだが，その後，予想外の展開が待っているケースもある。鑑別面接では，より的確かつ妥当な鑑別結果通知書（心理レポート）を仕上げるために，妥協することなく，与えられた時間をフルに活用して，最も妥当な結論の提出・心理レポートの作成に当たる。そこに関わる心理技官の内的世界では，いろいろなことが起きているのである。

(1) 採用直後の頃

　採用初年次の長期間の研修を経た後，採用2年目，筆者は初めて少年鑑別所に配属されたが，その頃に担当した少年の表情や面接時の大まかなやり取りについては，どういうわけか，かなりはっきりと覚えている。逆に，2年目，3年目となると，大きな特徴のあったケースの少年しか思い出すことができない。まるでレミニッセンスバンプのような現象である。多分，そのくらい鑑別面接は印象深い，他では経験することが少ない特異な経験ではないかと思う。まるで，初恋の人のことをつぶさに覚えているように，仕事を始めた頃に担当した少年の言動は忘れがたいものとなっている。ただ，覚えているのは，あまり重要なことではなく，彼らが表情乏しく面接に臨んでいた姿である。今思えば，筆者の未熟さゆえに，生き生きとした表現を引き出せず，稚拙な態度で面接をしていたのではないかと思えてならない。忘れられない記憶は，反省材料でもある。

　ただ，一つ言えることは，鑑別面接には，かなりモチベーションを上げて，集中力を高めて，余裕をもって臨まないといけないということである。それは，いずれの心理臨床においても共通することだと思うが，間違いなく，自己管理，特に自己の健康管理を疎かにしては絶対にできないのが少年鑑別所の心理臨床の仕事である。

(2) 教師の役割を果たしてくれる非行少年

　非行少年は，義務教育から落ちこぼれている者がほとんどであることもあって，表現力や語

彙力の不足が目立つ。鑑別面接では，単純なことから込み入ったことまで，いろいろなことについて時間をかけて尋ねる。特に，どうしても聞きたい非行のきっかけや動機，犯行時の逡巡や煩悶，犯行後の罪悪感，家庭や学校に対する不満や不適応感など，細かい，繊細な表現が必要な質問が多い。ただし，こうした質問に対して，少年の方は，「何となく」，「別に」，「まあ，普通です」と曖昧なというか，言葉を見つけられなくてとりあえず返しているような話し方・口調が目立つ。当然，「何となく」では，心理レポートは完成しないので，どんなニュアンスなのか，面接者の方が逆に，「こんな感じ？」，「こんなふう？」と探りを入れつつ，少年自身の言葉を引き出していくことが多いのである。「それでは，誘導尋問になってしまわないか！」と訝しがられる人も多いと思われる。そのくらい，非行臨床では，言葉を介したやり取りを進めにくいところがある。ただし，こうした苦労は，年長の少年や女子少年においては，比較的少ないものである。そのため，中学生をはじめとする低年齢の少年を担当する場合は，スタートから「結構，苦労するかも……」と覚悟して面接を進めている。

　ところが，ごくごく一部だけであるが，こうした心配や苦労をほとんどしない少年がいた。こちらが聞きたいこと，知りたいことを実にわかりやすく，丁寧に，懇切に教えてくれるのである。そうした少年の話を聴いていると，非行のきっかけやその深まり，本件までの軌跡，本件の詳細について，まるで教科書に書いてあるように，明快になっていく。当然，面接者は嬉しくなって，どんどん尋ねる。そうすると，「こうだ，こうだ」とにこやかに解説してくれるのである。話の最後の頃には，「こんなに非行のことや自分のことがわかっている少年がどうして……」と思ったりもした。

　そうした少年は，100人に2，3人くらいの割合でしかいなかったように思うが，大抵は，知的能力が高く，本件を最後に非行から離脱しようと決めていて，面接者に友好的な態度を示してくれる少年たちであったように思う。そうした少年から，「非行少年はどんなふうに感じ，考え，行動しているのか」と実感をもって教えられた。中身には，多少の嘘や誇張も含まれていたかもしれないが，なかなか言葉を見つけ出せない，絞り出せないでいた少年の代弁を聞く思いで，実にありがたく面接させてもらった。また，そうした少年の再非行（再入所）は，ほとんど経験しなかったように記憶している。

　少年鑑別所の心理技官は，研修によって，スーパーヴァイザーの指導によって，自己研鑽によって熟達していくと説明されることが多いが，筆者は，心理技官には，担当した少年たちに教えられたり，鍛えられたり，成長させられたりするところが大きいと思っている。逆の言い方をすれば，心理技官としての成長は，どんな少年を担当させてもらえるのか，その少年との鑑別作業からどのようなことを吸収できるのかにかかっているのではないだろうか。これは正に心理臨床の神髄の部分でもあるように思う。

(3)　表裏を見せる少年

　少年鑑別所へ入所する少年たちには，観護措置の事由となった本件非行があり，この非行事実への関与については，おおむね認めている場合が多い。ただ，それ以外の非行，つまり余罪については，極力隠し立てすること（表沙汰になっている非行に加え，さらに余罪が加わった審判の場合，厳しい結果になることを避けようとするため）が多いものである。「嘘は泥棒の始まり」といった諺があるが，ある地域の非行少年たちは，警察に犯行への関与を聞かれたら，挨拶代わりに，まず「知りません。やっていません」から入るとしていて，その地域の警察

も，そのことを承知の上で取調べを行っているような実情もあったりした。こうした比較的単純な，すぐにその嘘が発覚してしまうような嘘（否認）の場合，少年鑑別所に入所中に，入所当初の供述が嘘であることが発覚し，少年自身も「すみません。言いにくくて……」と照れ笑いしながら釈明することが多かった。

　ただし，中には，映画『羅生門』ではないが，集団でのリンチ事件のように，いったい誰が主犯で，誰の意図に基づいて犯行がエスカレートしてしまったものなのか，担当した少年の供述が本当なのか，共犯少年の話が真実なのか，なかなかわかりにくいケースもあった。筆者は，担当した少年の供述から，その少年のリンチ事件への関与の度合いは，共犯少年のうちの一人でしかないという印象であったが，他の少年の供述はそうではなく，実は，筆者が担当していた少年が，正真正銘，陰湿なリンチ事件の主犯ということで決着した事件を経験したことがある。担当した少年が巧妙に筆者を騙していたことは，最後の面接までうかがい知ることができなかったのである。言うならば，「騙されたことにも全く気づかない」といったようなやり取りになってしまっていたということである。

　鑑別面接では，少年の供述に真剣に，集中して耳を傾ける。謙虚に，誠実に彼らの話を聴き続ける。ただし，わかりにくい点や，不自然な点があれば，必ず聞き返している。そうしたやり取りでは，今はなかなか本当のことを言えないのかなと，少年の心の状態を慮り，また，家庭裁判所の審判を控えた少年にとってそれもやむを得ないこととして，多少の嘘や取り繕いも含めてとりあえず聞き置くことになっている。ただし，今は，真実を語ってくれている，こうした供述を通して立ち直りへの意志を固めようとしていると受け取れるときの供述が，その後の評価で，真っ赤な嘘であるとなってしまった場合，非行臨床に長年取り組んできた自分自身の専門性に，ぽかんと穴が開いてしまうような気持ちになることもあった。少年鑑別所で資質鑑別にかけられる期間は実質3週間程度で，担当少年との面接回数も，数回までに限られる。こうした制約の中で，起きた非行の真実や加害少年の本音と必ず出会えるわけでない。常に，与えられている時間と立場，対象少年の心情や思惑との兼ね合いを見ながら，手探りの作業を続けるのが，少年鑑別所での非行臨床のように思う。

（4）面接態度の悪い少年

　前段で，少年鑑別所における非行少年たちは，比較的協力的で，面接はスムーズに進む場合が多いことをお伝えした。ただし，当然例外もある。例えば，1時間弱の面接の中で，「あんたとは話したくない」，「だから大人は嫌いだ」，「腹が立つ」と不機嫌な態度を続ける，悪態を繰り返す少年もいる。こうした少年との面接には，間違いなく苦労するが，逆に目の前にした大人に対して本音を交えた反応もしてくれる少年として，見どころのようなものを感じることもあった。つまり，面接態度が悪いから，更生への意欲が乏しく，問題が大きいということではないということである。不満やイライラ，鬱憤も含めて言いたいことを率直に表現してくれることは，現状を問題視していて，どこかに出口を見出そうとしている，更生への一つのきっかけと見ることができると思うからである。ひどい場合は，面接者が，さながらボクシングのサンドバックのような気分になってしまうこともあったが，これも一時的な反応として，じっと待ち続けた。自己表現を適切に行うことが，本音を吐露することが，自分の本心と向き合うことが苦手な少年たちなのである。少年鑑別所まで入所して，ようやく自分の境遇や現状に対する憤りを表現するようになったということで，変化や成長の時期を迎えていると解釈するよう

にしていた。

(5)　重大事件の少年

　被害者に大怪我を負わせたり，事故や事件によって死亡させてしまったりしたような重大事件の少年を担当することもある。こうした少年には，この年齢で「取り返しのつかないことをしてしまった」という深い影が始終つきまとい，通常の鑑別面接にはない重苦しさがある。結果の重大さから，たとえ，少年自身が強い贖罪の気持ちが持てたとしても，かなり内省を深めることができたとしても，あるいは，内的な成長が始まりつつあるという兆候を見つけたとしても，出口の見えない，厳しい現実がある。そうした彼らとの面接の中で，事件の前にもっと違う経験をしていたら，もっと違う出会いがあったとしたら，結果は随分違ったものになっただろうといった慚愧の念を繰り返し抱くことがあった。通常の鑑別面接では，いつも彼らの変化や成長の兆し，長所や隠れている可能性を見つけることで，更生の道筋をはっきりと，あるいはある程度，イメージすることができるが，特に殺人などを犯した少年たちには，それも白々しく思え，少年時代にこれだけの重荷を背負うことの深刻さや悲壮感に，半ば立ち尽くしてしまうような感覚がわいてくることがあった。こうした状況に置かれた少年たちは，心理教育だけではなく，宗教的な支えをも必要としているように思えてならない。なお，最近では，少年鑑別所入所少年でも希望すれば宗教教誨を受けることができるようになっており（少年鑑別所法第70，71条），贖罪との向き合い方などにおいて途方に暮れている少年には，宗教家からの支援や導きの機会が与えられるようになっている。このように少年鑑別所の心理技官は，自分自身の能力や経験だけでは対応不能な事態において，他の専門家（家庭裁判所調査官，付添人（弁護士），精神科医，在籍校の教員，キャリアカウンセラー，保護観察官，保護司，協力雇用主等）に助言や支援を求める機会が確保されており，単独での対応に固執するよりも，多様な社会資源の有効活用という視点で仕事をするようにしている。

●おわりに

(1)　少年鑑別所の心理臨床にようやく訪れたゆとり

　来栖（1999）によると，1949年に少年法が施行され，少年鑑別所が産声を上げた当時，予算的な事情から，計画した人員の数分の一程度しか確保できなかったという。つまり，少年鑑別所という施設は，その発足当時から，慢性的な人手不足に悩まされていたということである。折しも，2003年以降，少年鑑別所においても入所少年減が続いている。これについて，考えようによっては，少年非行史に類を見ない件数の長期漸減傾向によって，少年鑑別所での勤務は，本来の非行臨床が実践できる環境に，ようやくなってきたと見ることができるのかもしれない。

　以上のように，最近では，一つひとつのケースにより多くの時間を費やすことができるという点では，比較的恵まれた時代が到来しているのである。少年鑑別所の心理臨床に興味を持っている人には，時間的な制約に苦労することの少ない心理臨床を実践しやすくなっているとみなしていただければと思う。

(2)　問題性を内閉させる傾向

　反社会的な非行だけでなく，非社会的な非行が目立つようになっているという研究や指摘が

なされて久しい（坪内，1981；清田，1984）。非社会的な非行とは，通常，薬物犯罪，ぐ犯，家庭内暴力などの非行が該当する場合が多い。ただ，こうした非行の全体に占める比率が大きく上昇しているというわけではない。むしろ少年たちの対人関係や交友関係が大きく変化しており，不良交友の範囲の狭まり，不良仲間との関係の希薄化，不良集団の活動の不活発化等が目立つようになっている。そして，それは，共犯事件よりも単独での非行の占める比率が高くなっているという形で確認できている（小板，2017）。

　前項で触れたように，ここ15年以上，非行の認知件数は一貫して漸減している。過去に前例を見ない様相を呈し続けており，一見，最近の非行少年が抱えている問題性は，全体として軽量化・軽症化しているように見られる。ところが，これについて，現場で非行少年の処遇に当たっている者のうち，「イエス」と答える者は非常に少なく，むしろ「全体の人数は減っても，手のかかる少年は少しも減っていない」との印象を持っている者が大半なのである。つまり，以前は，内面に高じた不満や衝動をストレートに行動化させる非行少年が大多数であったものの，最近では，内面に滞留・鬱積させる傾向（非行性の内閉傾向）が強くなっていると分析・解釈される少年が相対的に多くなっている（表面的には，素直で大人しくても，内面には多くの痛みやストレスを抱えている）という印象を強めているのである。これについては，心理的な支援や介入を必要とする少年が増えていると受け取られることであり，少年鑑別所での心理臨床の必要性は高まる方向で時代は推移しているように思われる。

（3）大人への警戒心や不信感の弱まり

　前述したように，面接の際，拒否的・反抗的な面接態度を取る少年は少ない。そして，その傾向は，最近，さらに強まっている。30年くらい前，親や教師への不満や反感を面接者に投影していると思われる少年は少なくなかった。ところが，最近では，面接者である大人に対して，強い警戒心や不信感を示す少年をほとんど見ないのである。なぜだろうか？　理由は多々あると思われるが，筆者が一番思い当たることは，「親や教師による体罰が少なくなっていること」である。土井（2013）は，1990年代から2000年代にかけて，親子間の意識のギャップが小さくなり，大人と子どもとの価値観の対立という構造が成立しなくなっていることを意識調査の結果から指摘している。以前の非行少年には，自己主張や欲求不満のはけ口を塞ごうとする家庭・学校・社会（警察）に対抗する意図を含んでいると思われる行動が相当数占めていたが，最近では，そうした意図を感じ取れることはほとんどなく，むしろ身近な大人にストレートに相談や助言を求めてくる少年が多くなっているという印象である。つまり，少年鑑別所の心理臨床の対象者自身にも支援や介入を求める，受け入れようとする構えが強くなっていると感じられるのである。

（4）非行臨床の現場からの情報発信・地域社会への貢献

　「非行は世を移す鏡」という言葉がある（奥村，1988）。非行を通じて，今の社会を，大人の生き方を問い直そうという考えである。これについて，今の世相は親和的・積極的で，少年による重大な事件が発生した場合だけでなく，非行以外の問題においても，非行問題の専門家に意見やコメントを求めるまでになっている。これは，少年非行の原因は，複雑かつ多様であり，専門的・総合的な分析能力が必要とされ，そうした知見を有する専門家の意見には耳を傾けるべきというスタンスによるものかもしれないが，やや過重な期待や役割のように思う。ただ，

非行現場からの知見や知恵の地域社会への還元は，生活観や価値観が大きく変化しようとしているこの時代においては，やはり重要な役回りかもしれない。その時代の変動や特徴に対して極めて敏感で，その影響を最も強く受けやすい思春期の子どもたちの生の声を，丁寧に，冷静に，真剣に聴き続けている専門家（心理臨床家）の社会的な役割は，対象とする少年の更生・健全育成だけでなく，その家庭や学校，地域社会に対する支援（少年鑑別所法第131条による地域援助）を考える上でも，重要な事項と言える。少年鑑別所で働く心理臨床家には，非行の現場仕事の中で得た非行臨床の知見や洞察をきちんと整理・統合し，その臨床能力を十分に培った上で，地域社会に対してその専門性や知恵をフィードバックする役割が求められている。そんな時代が到来しているのである。

引用文献

土井隆義（2013）．後期近代の黎明期における少年犯罪の減少―社会緊張理論と文化学習理論の視点から―　犯罪社会学研究, *38*, 87.

原田隆之（2015）．入門犯罪心理学　ちくま新書

清田勝彦（1984）．現代型非行の特徴と社会的背景　犯罪社会学研究, *9*, 139.

小板清文（2017）．最近の少年鑑別所入所少年の共犯関係の変化とその特質　犯罪心理学研究, *54*（特別号）, 96-97.

小板清文（1987）．MJPIの信頼性及び妥当性の検討―作為的な受検態度，被検者の知的水準，及び，でたらめ回答がMJPIの結果に及ぼす影響について―　犯罪心理学研究, *25*(1), 14.

来栖宗孝（1999）．少年鑑別所の30年をふりかえって　末永　清・多田　一・萩原惠三・藤原則隆（編）少年鑑別所50年の歩み（p. 69）　矯正協会

奥村　晋（1988）．非行は世の鏡：少年鑑別の視点から　ジェイシーエス出版

坪内宏介（1981）．矯正施設における犯罪心理学の寄与と課題　犯罪社会学研究, *6*, 170.

4

家庭裁判所における心理臨床

●はじめに

　非行少年（以下「少年」という）は，警察等の取調べを受けた後，処遇を決めるため，家庭裁判所調査官（以下「調査官」という）の調査を受け，一部を除き裁判官の審判に付される。裁判官の決定により少年鑑別所に入った少年は，同所において，それ以外の少年は，保護者と共に家庭裁判所において，調査官と会うこととなる。

　少年は，「調査官との面接は面倒，早く切り抜けたい。軽い処分にしてほしい」等と思っている。一般的なカウンセリングと異なり，少年が，自発的に調査官に会いに来ることはない。対象者の治療動機づけがないことが，司法領域の心理臨床の大きな特徴である。また，多くの少年は未熟さ，教育不足の影響から表現力，内省力が乏しい。言葉での流暢なやり取りが難しいため，一定の言語力や自我の強さを前提とする精神分析的心理療法やクライエント中心療法のアプローチにも限界がある。

　さらに，公務員である調査官には，非行という反社会的行為を防止する社会的な責任がある。「反社会的な行動をする少年に関わるのは怖い」，「悪いことをした少年には，厳しい罰を与えたらいい」と考える読者もいると思う。ただし，以下で述べていくように少年及び保護者の理解，援助には，心理学を始めとする行動科学の知見は必要不可欠である。

　本章では，心理臨床家としての調査官の特殊性を「ダブル・ロール」という観点から説明した後，調査場面で生じる葛藤を「逆転移」の視点から具体的に説明したい。その後，保護者及び関係者（関係機関）との連携の留意点についても説明し，調査官の仕事について具体的なイメージを持ってもらいたい。

　なお，家庭裁判所は，少年事件（非行少年の事件）と家事事件（家庭内の紛争などの家庭に関する事件）を扱っており，調査官は家事事件においても子の調査等をしているが，本書の構成上，本章では，少年事件のみを念頭に記載する。また，本章は，いずれも筆者の個人的体験に基づいた私見であり，所属する機関の見解ではないことを付記する。

●ダブル・ロールについて

（1）評価者と援助者

　調査官には，評価者と援助者の2つの役割がある。

　家庭裁判所は，少年の再非行を防止するために必要な処遇を決める司法機関である。一般的な医療機関や相談機関と異なり，各種処分は少年の意思に制約されず，強制力がある。処遇の

決定権は，裁判官にあるが，調査官の調査結果は，報告書（少年調査票）にまとめられ，裁判官の決定に大きな影響を与えている。そのため，調査官は，ある種の権力を持った評価者でもある。そうした観点から，調査の際には，C. R. Rogers の中核三条件の一つである「無条件の肯定的関心」や F. P. Biestek がケースワークの七原則で挙げる「非審判的態度の原則」，「自己決定の原則」の適用には一定の限界がある。他方，第Ⅰ部で見てきたとおり，少年の多くは，虐待の被害者であったり，発達障害・知的障害を抱えていたり，貧困家庭で育ったりしている。社会を困らせる存在であると同時に，社会に適応できず，困っている存在でもある。単純に厳しい罰を与えるだけでは，被害感や疎外感を募らせ，再非行を助長する危険性すらある。少年の再非行を防止するためには，少年の抱えた課題に応じた援助が不可欠である。

　調査官は，評価者かつ援助者という２つの役割を自覚し，バランス感覚を持つことが必要である。

(2) 評価者としての留意点

1) 手続説明の重要性　　調査の冒頭では，チャート図を示しながら，裁判所と捜査機関である警察，検察の違い，調査の目的，調査時の情報の扱い方（陳述内容に限らず，陳述態度も報告することなど），非公開の手続であること等につき平易な言葉で説明する。事務的な作業に感じられるが，それが不十分であると，調査の目的が共有されず，更生に向けた動機づけがうまくいかない。

　初心者の頃，手続説明が不十分なまま非行内容を確認していったところ，少年から，「警察で話したことを，何でまた話さないといけないのか」と反抗的な態度を取られたことがあった。振り返ってみると，私の中に「警察と裁判所の手続が異なることはわかっているはず」，「質問には素直に答えるべき」との驕りがあった。少年が非自発的に裁判所に来ていることを想像し，対応する必要があった。その後，丁寧な事前説明を心掛けるようにしており，無用な反発を招くことはなくなった。

2) 半構造化面接によるリスクアセスメント・ツールの活用　　少年が非行に至った背景を生物－心理－社会モデル（Bio-Psycho-Social Model）の視点から多角的に分析，評価する必要がある。半構造化面接の手法を用いて，調査官が主導的に面接を展開していく。具体的な事実を示さずに「親子関係に葛藤がある」，「反省が深まっている」といった報告では，印象論にとどまっており，説得力が乏しい。少年の語る主観的事実（内面的事実）は踏まえつつも，客観的事実（外面的事実）を着実に押さえていくよう意識している。

　また，昨今，犯罪心理学の分野では，「セントラル・エイト」を始めとするリスクアセスメント・ツールの研究が進んでおり，最新の知見を学んでおく必要がある。もっとも，一部の国でなされているように特定のリスクアセスメント・ツールの結果を得点化し，処遇意見に直結させるような運用はなされていない。調査官は，各種事情を総合的に評価して裁判官に意見を提出している。リスクアセスメント・ツールへの当てはめを意識しすぎると，一問一答形式の面接になってしまうし，少年から得られる情報の精度も落ちるため，留意する必要がある。

3) 裁判官の視点を意識　　調査官の調査，報告は，法律の専門家である裁判官に適切に理解され，審判に役立ってこそ意味がある。少年院送致決定は，少年に教育の機会を与える保護

処分の一種であり，懲役刑等の刑事罰とは異なるとはいえ，少年の人権を大きく制約する面は否定できない。そのため，施設内処遇（少年院送致や児童自立支援施設送致）相当との意見を提出する際は，少年，保護者から予想される反論も意識した上で，保護観察等の社会内処遇では更生が困難である理由を具体的に記載する必要がある。

　裁判官は，「怖い人」，「厳しい人」とのイメージを漠然と持っていたが，実際に一緒に仕事をすると，人権意識が高く，権力の行使には謙抑的である。裁判官は，「少年の健全育成」を目的とする少年法の精神のもと，個別具体的な少年の更生に向けて，心を砕いている。調査官は，事前に捜査記録を精読することで非行態様等の客観的な事実を把握しておくとともに，公刊されている裁判例を読むことで，当該非行の法的評価や想定される処遇のバリエーションを検討しておく必要がある。また，報告の際，専門用語を多用すると独りよがりになるおそれがある。読み手である裁判官を意識し，具体的かつ論理的な報告書の作成が求められている。

(3) 援助者としての留意点

1) 長所，資源に焦点化

　初心者のうちは，「リスクアセスメント」＝「問題点の列挙」となりやすい。少年の問題や短所を指摘することは容易いが，それだけでは，立ち直りには直結しない。「なぜ非行をしたか？」という視点と同時に，「なぜ今まで非行をしなかったのか？」，「なぜ重大な非行にまで至らなかったのか？」という視点を持つことで，少年の長所，資源が明らかになる。また，できないことよりも，できることに焦点を当てることが，少年の更生には有益である。例えば，仕事に定着できず，1，2か月で転職を繰り返している少年に対しては，「なぜ仕事が続かないのか？」と尋ねるよりも，「1，2か月，頑張れた理由を教えてほしい」，「無職の期間がないよう心掛けていることがあれば教えてほしい」等と尋ねた方が，少年にとっても話しやすい。

　立ち直りの方法は，人それぞれであり，調査官が唯一の正解を知っているわけではない。援助の際には，少年の主体性や意欲を損なわないよう，プラスの面にも焦点を当てながら関わることが肝要である。

2) 非行を助長する行動，思考には対峙

　少年の長所，資源に焦点を当てると同時に少年の課題を的確に把握し，指導的，教育的に関わる必要もある。初心者の頃は，「『上から目線』と思われるのが嫌」との気持ちから，少年の課題を直接指摘することが難しく，指導的な関わりは裁判官にしてもらいたいとの考えがあった。しかし，非指示的な来談者中心療法のようなアプローチのみでは，少年の誤った考え方が修正されず，再非行を助長するおそれがある。

　例えば，無免許の中学生が，SNSを通じて，原付を購入し，無免許運転に及ぶことがある。警察の取調べを受けた後も，保護者は，少年の顔色をうかがって，原付を処分せず，調査時に「鍵は，親が責任をもって管理しています」等と述べる場合がある。身近に原付があれば，少年は再び無免許運転をしたくなるのは自然であり，保護者が制止できるか疑問である。そうした場合は，少年，保護者に対して，原付の処分の検討を促す。仮に処分しても，再び購入されれば，無意味との反論もあろうが，問題を具体的に指摘し，改善の機会を与えることは重要である。再非行を防ぐためには，調査において，健全な価値観や社会常識を伝えることから逃げてはいけない。

3）内面よりも行動，過去よりも未来　　少年は発達途上で可塑性があること，再非行という具体的な行動の抑止が重要な目的であること，調査官の関与できる期間が限られていることなどから，援助の際には，過去や内面よりも未来や行動に焦点を当てる方が現実的かつ効果的である。少年のパーソナリティや家族の力動関係の適切な把握を前提に，短期療法や認知行動療法の知見を活用することが有用である。

　例えば，無職で，夜遊びが常態化していた少年が暇を持て余して暴走行為に及ぶことがある。そうした際は，就労先や就学先を保護者に見つけてもらうよう働きかけている。少年の生活リズムが整うと，自然に友人付き合いが変わり，保護者の少年への接し方も穏やかになる。すると，少年の心情も安定し，自然と非行から距離を置くことはしばしば見られる。また，面接を通じて，正確な知識を付与したり，具体的な対処スキルを考えさせたりすることもある。直接，万引き行為に及ばなくても，見張りをしていたら，共犯になることを教えると，驚く少年が一定数いる。友人関係を優先することで，非行に及ぶ少年も多いため，「悪い誘いの断り方」を考える機会を設け，実際にロールプレイをしたりすることもある。

　ところで，読者は，「援助＝社会生活を支える」とのイメージを持たれたと思われるが，少年院送致等の施設送致意見を提出する際にも，援助の視点は重要である。少年の長所を評価した上で，課題を共有し，「すぐに社会に戻れないのは嫌だけど，仕方がない。施設でも頑張ろう」と少年に思ってもらえるよう働きかけている。

●少年調査時の逆転移感情について

　評価者かつ援助者というダブル・ロールは，両立が難しいことがあるため，司法臨床の現場において葛藤は避けられない。本節では，少年の調査時に生じがちな逆転移とその対応を紹介したい。若手の頃，上司から「言った方がいいと思ったことは，言わない方がいい。言わない方がいいと思ったことは，言った方がいい」との指導を受けた。禅問答のような助言であるが，逆転移の概念を踏まえると含蓄ある言葉である。具体例を踏まえながら，説明していきたい。

（1）わからない

　採用直後は，「悪いことをするには，それなりの動機や葛藤があるはず」と思い面接に臨んだが，少年の多くは，短絡的に非行に及んでおり，その説明も断片的であるため，理解できないと感じることが多かった。「わからないと言ったら，反発されるかもしれない」，「共感的に理解できないのは，未熟だからかもしれない」などと考えて肯定的に聴いていたが，やはりわからない。例えば，対教師暴力を起こした少年が調査において，「むかついたから先生を殴った」と言った際，「うん，うん。むかついたんだね」と優しい口調で答えていては，少年が，「許してもらった」と誤解する危険すらある。「なぜむかついたのか？」という疑問を持ちながら，非行時の状況，被害者との関係性，粗暴行為歴等を丹念に聴いていくことで，少年の抱える課題（学校不適応，認知の歪み，衝動性の高さ，暴力被害歴等々）が徐々にわかってくる。

　「わからない」，「腑に落ちない」という素直な感情に向き合わず，勝手な解釈をしてわかったつもりになるのは，「早わかり」である。「わからないから詳しく教えてほしい」と直接尋ねることで，面接が展開することが多い。ただし，少年に「なぜ」（WHY）と聞きすぎても，答えられなかったり，責められたと感じさせたりするため，「どのように」（HOW）と聞くよう心掛

けている。

（2）信じられない

　嘘，ごまかし，はぐらかしは，調査では避けられない。評価者に対して，良い点は過大に，悪い点は過少に申告するのは，少年に限らず，私たちも日常的に行っている。これについても，初心者のうちは，「少年の話を疑っていては，信頼関係が形成されない」と考えていたが，それでは弁解を一方的に聴取するだけであり，少年に「大人は簡単に騙せる」と学習させてしまうことになりかねない。また，信じられない気持ちを抱きつつも，「言ってはいけない」との気持ちからやり過ごし，裁判官に対して，「嘘が多いと思います」と報告するのは，少年にとって不誠実である。

　信じられないと感じた際は，率直に，「今回の手口からは，初めて万引きをしたとは考えられない」，「被害者や関係者の供述から，君の言っていることには疑問が残る」等と事実をベースにして，淡々と疑問を呈するようにしている。また，事前の手続説明の際，「良いことも悪いこともありのままに話してほしい。そうした姿勢を裁判官は評価する」などと伝えている。「正直に話す」＝「発覚していない悪さを話す」との側面があるため，限界はあるが，質問を重ねる中で，嘘を言わざるを得ない背景が推察されることもある。そうした際は，「誰か先輩に脅かされていたように思う。名前は言わなくていいから，話せる範囲で話してほしい」などと尋ねることもある。

（3）わからせたい

　言葉や態度で反省を示せない少年を前にすると，こうした感情を抱くことがある。このような「正したい願望」を抱いた際は，いったん，立ち止まる必要がある。少年の多くは，表現力が乏しいため，過度な反省を求めるのは酷である。調査官の熱意が空回りすると，一般的な説教や漠然とした叱咤激励になってしまい，少年は，「わかってもらえない」との不満を一層募らせる。「反省が乏しい」と感じた際は，そのように感じさせる背景に何があるかを考え，面接で明らかにしていくことが有益である。知的能力の制約から表現力が乏しいかもしれないし，不遇な成育環境の影響から共感性が未成熟で物事を被害的に認知しやすいのかもしれない。

　他方，表現力は豊かだが，借り物のような言葉で反省の弁を繰り返す少年に会うこともある。施設での指導歴が長い少年の一部は，反省の言葉を滔々と述べ，自分には少年院送致等は必要ないと熱弁することがある。こうした言動をする少年は，大人が納得するような反省の言葉を言ったら，許してもらえるものと勘違いしている可能性がある。地に足のついていないような印象を受けた際は，直接的に「言い訳のように感じる」，「裁判官が聞いたら，どう感じると思う？」などと伝えることがある。

　「わからせよう」と焦るよりも，「なぜそのような言動，態度なのか？」と疑問を持つことで，少年の社会性や対人関係の持ち方がわかってくる。そのためには，調査官が抱いた違和感を面接で取り上げ，少年の反応を確認することが有用である。

（4）許せない

　非行は，社会全般に迷惑を及ぼす行為であり，違法薬物の自己使用事案など一部を除いて，具体的な被害が生じている。被害者感情や社会的影響を考えると，許せないと感じることがあ

る。反社会的な行動に対して，ネガティブな感情を抱くのは自然なことであり，こうした感情に蓋をする必要はない。調査官が感じた怒りをそのままぶつけるのは論外であるが，調査時に被害者感情や非行が及ぼした影響を考えさせる必要もある。

　調査官は被害者と面接したり，書面で被害の実情を尋ねたりすることがあり，その際は，被害者から同意が得られた範囲で内容を少年に伝えている。被害者と面接しない場合などは，一般的な被害者感情を伝えている。初心者の頃は，「被害者感情を伝えても，押し付けになるだけではないか」との不安があったが，被害の実態等を伝えることで，少年の非行に対する認識が明らかになる。ほとんどの場合は，自身の行為を客観的に振り返るきっかけになる。まれに被害者や社会に与えた影響に目が向けられない少年もいるが，そうした場合は，その背景を考察しつつ，面接で指摘する。少年とのやり取りを通じて，調査官の少年に対する理解が進むとともに，少年自身の自己理解が進むこともある。

　被害者感情に直面化させることは，再非行の抑止には結びつかないとの知見もあるため，伝えるタイミングや内容は悩ましい。「罪を憎んで人を憎まず」という格言を意識しながら，少年の特性を踏まえて感情的にならない口調で，被害の実態等を伝えるよう心掛けている。

（5）何とか助けたい

　意外に思われるかもしれないが，壮絶な被虐待体験のある少年，育児放棄の結果，施設を転々としているような少年を担当すると，「むしろ犠牲者であり，少年院送致等の処分は酷である。何としても社会内で更生させたい」との気持ちに駆られることがある。こうした救済願望は，心理臨床家には多く見られるものであり，自然な感情である。非行が比較的軽微で単発的な場合や被害者が少年を虐待していた親族等である場合など社会内での支援を具体的に検討することが相当である。ただし，問題行動を繰り返している場合や重大な非行で被害者に全く落ち度がない場合などは留意が必要である。評価者と援助者のバランスが取れない状態では，リスク・アセスメントが不十分な調査となってしまい，仮に社会内処遇となったとしても，早期に再非行に至ることが多い。また，少年を「犠牲者」，「被害者」としてのみ見ることは，「虐待を受けたから，仕方なく非行に至った」という言い訳を肯定しかねない。少年が被害体験を話した際は，共感的に対応しつつも，今回，加害者となったことについてどう考えているか，今後，同じ行為をしないためにどうしたら良いのかなどと尋ねている。

　「何とかしてやりたい」との気持ちに駆られた際は，一人で抱え込まずに周囲に相談し，助言を受けること，改めて捜査記録を読み直したり，聴取した事項を時系列に整理したりすることなどが有用である。客観的な視点に立ち返ることで，少年の被害的なストーリーに巻き込まれていることに気づくことができる。過度な救済願望の背景には，「この少年のつらさは自分にしかわからない。この少年を更生させられるのは自分しかいない」といった驕りがあるかもしれない。

（6）何もできない

　幼少期から問題行動を繰り返し，複数回の施設送致歴があっても改善の兆しが見られない少年，重篤な障害を抱えており，周囲の支援も乏しい少年を担当すると，将来の展望が描けず，調査官が無力感に支配されることがある。このような少年の多くは不遇な成育歴を有するなどして，大人や社会に対する根深い不信感を抱いている。無力感を抱いた際は，「少年は，周囲の

援助者にも同様の感情を与えていたかもしれない」，「私の感じた感情は，少年自身が感じている感情もしくは感じないようにしている感情かもしれない」とも考えるようにしている。そして，「君の行動は，身近で関わってくれた人を悲しませてきたんじゃない？」，「何度も警察や裁判所にお世話になるのは，君もつらいんじゃない？」などと伝えることがある。こうした言葉で，少年が即座に変わることはないが，少年は，周囲の大人から嫌われ，見捨てられる等と思い込んでいるため，少しでも違ったメッセージを与えられたらと思う。また，少年の生い立ちを再確認して，成長の兆しを探したり，「頑張れていた時期には何があったの？」，「信頼できる大人はいた？」などと尋ねたりする「例外探し」をすることも有効である。

　実際の現場では，ピンチをチャンスに変えることは難しく，働きかけが奏功しないことも多々ある。ただし，調査官が悲観的になりすぎると，少年の更生に悪影響を及ぼすだけでなく，調査官自身の燃え尽きの危険性もある。時には積極的に気分転換をすることで，健全な楽観性を失わないよう心掛けたい。

●保護者調査について

(1) 一般的な傾向

　少年事件は，成人の刑事事件と異なり，保護者は調査，審判に応じる義務がある。保護者は，調査，審判において，自身の言い分を伝えることができるし，各種保護処分に対して抗告する権利も与えられている。少年の人格形成に家庭が及ぼす影響は大きいため，調査官調査では保護者の面接も重要である。

　保護者の多くは，恐縮した態度で裁判所に来る。時には，少年の問題行動に憔悴しており，少年が逮捕されたことで，正直ホッとしたと述べる保護者もいる。世間や公的機関から白い目で見られてきた保護者が多く，警戒心が強いため，調査の冒頭では，出頭したことの労を労うよう配慮している。その上で，ありのままの事実や感情を話してもらうため，一般的なカウンセリングの技法を活用して，一定の信頼関係を築くよう心掛けている。また，非行に至る経緯を分析，評価するための情報を得ることは重要ではあるが，責任追及の場と感じさせると，保護者が本音を話そうとしなくなるため，家族療法の知見を参考に「原因探し」ではなく，「悪循環」を見つけ，具体的な対策を検討するという視点も必要である。

　初心者の頃は，自分より年長の保護者との面接に気後れすることがあったが，「お子さんのいい所を教えてほしい」，「同じことを繰り返さない方法を一緒に考えたい」などと伝えることで，保護者との協力関係を築くことができる。少年の発達特性や気質の影響で，元来「育てにくい子」も一定数いる。調査時に母子手帳や発達検査の結果等を持参するよう依頼しておくことで，保護者の子育ての苦労を知るヒントになる。また，必要に応じて，保護者自身の成育歴を聴取することで，家族の力動関係の理解がより深まる。

(2) 困難を感じる際の対応

　まれに裁判所に呼ばれたことに被害者意識を持つ保護者がいる。そうした際は，「親の姿勢が非行の原因ではないですか？」などと嫌味の一つも言いたくなるが，効果がないため，自制している。保護者が抱く被害感情の背景にある悲しみ，悔しさ，恥ずかしさなどに焦点を当てた後，非行の問題を伝え，同じことを繰り返さないために保護者として，どのような援助がで

きるか尋ねている。

　また，少年への指導の際に暴力を用いるなど不適切な関わりをする保護者も一定数いる。保護者との対立を恐れて，それほどの問題ではないと考えたくなることもあるが，ひるむことなく，取り上げる必要がある。もっとも，そのまま指摘しても効果は乏しいため，伝え方には配慮や工夫が必要である。「何としても悪いことを止めたいとの気持ちだったんですね」などと行動の背景にある気持ちに焦点を当てつつ，「逆効果になったところがあると思うのですが」，「別の方法を試してみては」等と問題提起をしている。保護者の不適切な指導に憤りを感じるときもあるが，少年にとっては，かけがえのない存在であり，裁判所に出頭している時点で重要な資源である。保護者に悪感情を抱いた際には，そうした感情に流されて，「悪い親」と考えるのではなく，「スキルが乏しい親」と受け止めて対応するよう心掛けている。調査官が，一般論や精神論を伝えても，保護者には届かないため，それぞれの保護者にとって無理のない目標や実践可能な指導方法を見つけてもらうことが有益である。

　なお，伝統的に「幼少期の親子関係（特に母子関係）の歪みが，非行の主要因」との理論を採用する心理臨床家は一定数いる。問題の全くない家庭はないため，こうした理論は反証不可能であり，往々にして決定論に陥りかねない。評価者かつ援助者である調査官は，「非行の原因としての家族」との視点は持ちつつも，「立ち直りの資源としての家族」との視点を忘れないようにしたい。

●関係機関との連携について

　調査官調査は，面接室での言葉のやり取りが中心となるため，少年，保護者とも断片的なことしか話さない可能性がある。また，調査時の少年，保護者の表情や態度等の非言語的な情報も評価の対象となるが，それらは主観的なものにとどまってしまう危険性がある。より客観的な情報を得るためには，関係機関の専門家との連携は必要不可欠である。

　保護観察中の少年が，再非行に至り，少年鑑別所に入っている場合は，保護観察官，法務技官，法務教官等の専門家と情報交換をすることが必要不可欠である。保護観察官からは，保護観察決定後の具体的な生活状況を知ることができ，法務技官，法務教官からは，各種心理検査の結果に加えて，面接室以外の場での少年鑑別所での様子を知ることができる。また，少年が中学校在学中であれば，中学校を訪問して担任教諭等から学校生活の様子を尋ねている。例えば，ADHD傾向があっても，一対一の面接では落ち着いて振る舞うことができる少年もいるが，集団生活での様子を聞くことで，具体的な生活場面を知ることができる。調査官が，少年の困り具合を具体的に想像できるようになることで，少年の対処の方法を考えることができ，保護者の苦労も想像することができる。当然，それぞれの機関によって少年への評価が異なることがあるが，その際は，積極的に情報交換することで，少年の理解がより豊かになる。連携を密にするためには，関係機関の法的権限や特性を知った上で，日頃から本音で話せるような関係を築いておくことが望ましい。

　さらに，有効な社会資源としても関係者との連携は重要である。先に挙げたように調査官が無力感を抱いた際などは，一人で抱え込まず，積極的に関係機関の援助者を探すよう試みている。少年から，「あの人は，自分のことをわかってくれた」との情報が得られたら，少年の了解を得た上で，卒業した中学校の教師や退所した児童養護施設の職員等に連絡して，会いに行く

ことで，有益な情報が得られる。時に，そうした人たちは，家庭裁判所での処分後も少年の援助者になってくれることがある。

　家族と同居できない事情があって，更生保護施設や自立援助ホームに入っている少年もいる。そうした際は，施設の管理者に保護者代わりに出頭してもらうことが多いが，調査官が施設を訪問することもある。直接足を運ぶことで，担当職員からも少年の日常生活の様子，具体的な指導方法，苦労話等を聴くことができる。少年の身近で，日々奮闘している方の話を聞くと，頭が下がるばかりである。関係者の意向を裁判官に正確に伝え，審判の場で話題にすることで，施設での指導が浸透するよう働きかけてもらうこともある。調査官一人でできることは限られているため，少年を取り巻く様々な援助者たちと連携し，少しでも力になれたらと思っている。

◉おわりに

　臨床現場では特効薬のようなアプローチはないため，迷いや悩みは尽きない。経験を重ねることで劇的に能力が向上するわけではなく，逆に慣れが慢心を生むことがあるので，経験の乏しい後輩の方が，時として優れた仕事をすることもある。

　少年院送致相当と評価した報告書を裁判官に提出し，審判において同様の決定が出ても，少年が納得せず，異議申立ての手続である抗告をするとなれば，落胆する。また，社会内での更生が相当と評価し，再非行防止の働きかけをしても奏功せず，再非行に至ることがあると，愕然とする。そうした際は，「異議申立ては当然の権利である。抗告を恐れて，しっかり非行性を評価しないことの方が本末転倒だ」，「社会には申し訳ないが，再犯をゼロにするというのは非現実的な願望だ」などと考えるようにしている。「大変な仕事ですね」と言葉を掛けてもらうことがあるが，そうした際は，「大変じゃない仕事はないですから」と答えることが多い。ただし，「怖くないですか？」と聞かれた際は，「怖くないですよ。24時間365日悪いことをしている人はいませんから」と自信を持って答えている。これまで具体的な暴力の危険性を感じたり，脅迫されたりしたことはなく，家庭裁判所という枠に守られていることを実感している。仮に事前情報から不安が感じた際は，上司，同僚に相談し，複数名での対応を快く引き受けてもらっている。

　本章の最初に「治療動機づけ」のなさを司法領域の心理臨床の特徴として挙げたが，「悪いことを繰り返したい」と公言する少年に会ったことはない。いずれの少年も，「再び悪いことをして，警察や裁判所の世話にはなりたくない」との思いは抱いている。少年は可塑性に富むため，生活状況や人間関係が少し好転しただけで急速に良い方向に変化することがある。また，「動向視察」という制度があり，少年院等の施設送致処分となった少年に会いに行くこともできる。調査の時点では，綴った文章に平仮名の間違いが散見され，実際に面接すると受け答えもたどたどしかったような少年が，矯正教育を受けたことで，見違えるような丁寧な文字で文章を書き，しっかりした口調で話せるように成長することもある。少年の潜在的なニーズに光を当て，少年が自力で変化していくのをサポートしていくこと，適切な処遇につなげること，保護者や関係者を少しでもエンパワメントすることが調査官の仕事の醍醐味である。本章を契機に調査官の仕事に少しでも興味を持ってもらえれば，幸いである。

参考文献

Bonta, J., & Andrews, D. A.（2017）. *The psychology of criminal conduct*（6th ed.）. New York: Routledge.（原田隆之（訳）（2018）. 犯罪行動の心理学　北大路書房）

針間克己（2001）. 性非行少年の心理療法　有斐閣

Maruna, S.（2001）. *Making good: How ex-convicts reform and rebuild their lives*. Washigton, DC: American Psychologocal Association.（津富　宏・河野荘子（監訳）（2013）. 犯罪からの離脱と「人生のやり直し」　明石書店）

Trotter, C.（2006）. *Working with involuntary clients: A guide to practice*（2nd ed.）. Australia: Allen & Unwin.（清水隆則（監訳）（2007）. 援助を求めないクライエントへの対応　明石書店）

津富　宏（1996）. 犯罪者処遇は有効である　犯罪と非行, *110*, 98–127.

津富　宏（2009）. 犯罪者処遇のパラダイムシフト　犯罪社会学研究, *34*, 47–58.

5

刑務所における心理臨床

●はじめに

　筆者は，前職で法務省矯正局心理技官（法務技官（心理））あるいは矯正心理専門職と呼ばれる国家公務員であった。罪を犯した少年及び成人を収容する矯正施設で長らく勤務していた。その実務経験の中でも，本章では，成人矯正施設である「刑務所」での臨床経験を中心に述べていくこととする。

　これからの記述について，読者の中には，戸惑いや不快感を抱く箇所があるかもしれない。その主たる理由は，なぜ，犯罪者についてネガティブに語らないのかといったものであろう。筆者の彼らに対する個人的見解や心情の如何は別として，筆者がこれまで歩んできた途は「加害者臨床」である。たとえ，どのような凶悪犯であったとしても，彼らを目の前にしたときに，筆者自身はあくまでも「一心理職」に過ぎないのであり，それ以上でもそれ以下でもない。この点については後段で詳叙するとして，本章は，狭義では加害者臨床，広義では司法・犯罪臨床を志す方々，特に大学院生など，この分野に興味を抱く心理職の「たまご」に向けて，いかに刑務所臨床が面白く，興味深いのか，また，刑務所での臨床が，自分の心理職としての成長のみならず，いかに人間的な成長につながるのかといった点について伝えていることをどうかご理解いただきたい。

● 「犯罪者」と接するということ

　大学の講義で学生に，あるいは，一般社会，つまりは犯罪とは無縁の（心理職の）方々に，筆者が「刑務所」で「犯罪者」に心理査定やカウンセリングなどの心理療法をしていたと話すと，あらかた似たような反応をされる。「よくそんな人と話ができますね」，「なんで犯罪者にカウンセリングなんかしないといけないんですか」といったものである。特に，大学の講義などで話すと，近年の学生は敏感なのか，権利意識もしっかりしていて，「被害者がいるのにひどい」，「被害者がかわいそう」といった意見が出てくることも少なくない。そのようなとき，筆者は次のように聞き返すことにしている。

　みなさんはカウンセラーです。目の前に一人の女性がクライエントとして現れました。彼女は泣きながら，「どうしても自分の子どもを叩いてしまうんです。いけないとわかっていながらも，自分の感情がコントロールできず，殴ってしまうんです。何とかしたいんです」と話しました。

　さて，みなさんはこのクライエントに対し，どのような感情が湧きますか？　どのように対応しますか？

　多くの人は，この女性に対し，「感情のコントロールができないとはどういうことか」，「子どもを殴ってしまうようなよっぽどの原因は何なのか」，「彼女の心の中に抱えているものは一体何だろう」と，様々な連想を繰り出すのではないだろうか。カウンセラーとしてこの女性に対し，無条件の肯定的配慮で共感を示し，受容的に耳を傾けるに違いない。まさしく C. R. Rogers の唱えたカウンセラーに必須とされる基本的姿勢で対応するであろう。

　そこで筆者はこう返す。「なぜ，虐待する母親には疑問を持たずにそういう姿勢で向かうことができるのに，対象者が「犯罪者」になると難しくなるのでしょうか？」

　犯罪の種類（罪種）などによって異なるのかもしれないが，単純に考えれば，子どもを叩いたり，殴ったりする行為は，（敢えて安易な言い方をすれば）相当に「悪い」行為のはずである。この女性が抱える問題性は高く，子どもへの暴力は，場合によっては，「犯罪」と言えるレベルかもしれない。にもかかわらず，目の前の女性には共感的傾聴でもって接する一方で，多くの人々は「犯罪者」は「悪い」から「そんな人とよく話ができるね」と断罪してしまいがちなのである。

（1）加害者臨床をする上での3つの構え
　筆者は，狭義では加害者臨床に，広義では司法・犯罪臨床に携わる上で，以下の3つの構えを念頭に置いている。

　①私たちは「裁判官」でも「被害者」でもない。
　②私たちは，犯罪者（非行少年）を絶対に「裁かない」。
　③あくまでも犯罪者（非行少年）の「こころの声」に傾聴するとともに，主観性を忘れず，
　　客観的に捉える。

　犯罪者とは，窃盗，薬物，殺人や強盗など，様々な犯行を惹起した者たちである。凄惨で，おぞましい犯罪の内容を見たら，臨床家といえども，恐怖や不安，生理的な拒否反応などが出るのは当たり前である。ましてや，子どもを殺したり，女性を次々とレイプしたり，弱者を苦しめた犯罪者であれば，怒りや憤りを覚えずにはいられない。「なんて悪い人間なんだ」，「こんなやつは罰を受けて当然だ」といった強い感情を抱くかもしれない。
　筆者はこういった感情になることを決して否定しない。一心理職の前に一人間である。人間として，ごく自然な反応である。ここで強調したいのは，湧き起こったいかなる感情も否定したり，抑圧したりする必要はないということだ。一人の人間として彼／彼女に抱いた嫌悪感や恐怖，怒りなど，否定的なものも，自分が体験した「生（なま）」の感情として自覚することが重要なのである。そして，心理職として改めて彼／彼女と向き合う際，その「生の感情」を少し自分の心の横に「置いておく」。決して消そうとしたり，抑圧したりするのではなく，自分の心のど真ん中から外して，ちょっとだけ見える位置にそっと置いておくのである。簡単な作業ではな

いが，こうして心をフラットな状態にして彼／彼女に向き合うのである。

　　上記①や②はまさしくこの点を言っている。私たちは，この事件を法的根拠でもって顛末をつける裁判官ではないし，ましてや，この犯罪の直接の被害者や遺族（関係者）でもない。したがって，犯罪者を「良い・悪い」といった基準で判断してはならない。私たちは犯罪者を裁く存在ではないのである。では，一体，どのような存在なのか。それが③だと考える。あくまでも犯罪者のありのままの姿を見つめ，傾聴し，主観的影響を忘れずに，客観的に捉える。なんだか矛盾したように聞こえるかもしれない。実際に矛盾しているのかもしれない。対象を客観的に捉えることは重要であり，客観的立場にいようとする姿勢が必要である。しかし，同時に，私たちは人間である以上，自分の主観性を排して物事を考えたり，感じたりすることはできない。常に，主観性に影響されつつも，いかに客観性を持った対象理解ができるのかということを意識し続けることが問われているのである。

（2）主観性をまとった健全性

　　筆者は，この場合の「主観性」は，対象者が犯罪者（及び非行少年など）の場合，通常の色合いとは異なった色彩を持ち，非常に重要な役割を果たしていると考える。

　　心理技官（矯正心理専門職）は国家公務員である。国家・地方公務員を問わず，公務員には欠格条項というものがあり，この条項に当てはまると公務員にはなれない。例えば，矯正心理専門職採用試験には表 5-1 のような欠格条項がある。

　　この条項からもわかるとおり，心理技官は現に犯罪性から遠く離れた存在だと言える。ただし，この条項は心理技官やその他の心理職のみならず，大半の国民に当てはまる。この一般的な基準をクリアした「健全性」というものが犯罪臨床には肝要である。この「健全性」には，社会性や道徳観，倫理観だけでなく，身体や精神の健康も入る。この広範囲にわたる「健全性」から逸脱した者がまさしく犯罪者であり，彼らを理解するにはこの「健全性」からどれくらい外れているのか査定する必要がある。

　　ここまで説明すると，「健全性の視点から"客観的"に犯罪者を査定することが重要」と要約できそうだが，筆者が伝えたいのはそうではない。

　　筆者が若年心理技官の頃，ある犯罪者の心理査定所見をスーパーヴァイザーに提出したら，「君は正義感が強めだな」と言われたことがあった。自分にとっては，普通程度の正義感，というよりも，常識範囲内の道徳観から考察したつもりであったが，熟達したスーパーヴァイザーの慧眼には，「強すぎる正義感」と映ったのだろう。つまり，「健全性」からの分析といっても，心理職一人ひとりの生まれや育ち，これまでの人生において，その色彩は異なっている。

表 5-1　矯正心理専門職等における欠格条項（2021 年度受験案内より）

次のいずれかに該当する者は受験できません。
（1）日本の国籍を有しない者
（2）国家公務員法第 38 条の規定により国家公務員となることができない者
　　〇禁錮以上の刑に処せられ，その執行を終わるまでの者又はその刑の執行猶予の期間中の者その他
　　　その執行を受けることがなくなるまでの者
　　〇一般職の国家公務員として懲戒免職の処分を受け，その処分の日から 2 年を経過しない者
　　〇日本国憲法又はその下に成立した政府を暴力で破壊することを主張する政党その他の団体を
　　　結成し，又はこれに加入した者
（3）平成 11 年改正前の民法の規定による準禁治産者の宣告を受けている者（心身耗弱を原因とするもの以外）

どの部分が濃く，どの部分が薄いのか，そうした色合いは誰一人として同じものはない。つまり，主観性をまとった健全性であることを常に意識しておかなければならない。

　各々が自身の主観性の濃淡を自覚しつつ，客観性を保って，対象者を見つめる。この作業こそが，まさしく対象者を「かみしめて味わう」ことであり，心を配りたいところである。

●刑務所での心理技官の業務

　受刑者の処遇は，2005年に成立（その後改正）した「刑事収容施設及び被収容者等の処遇に関する法律」（平成17年法律第50号）に基づき，受刑者の人権を尊重しつつ，その者の資質及び環境に応じ，その自覚に訴え，改善更生の意欲の喚起及び社会生活に適応する能力の育成を図ることを目的として実施されている（法務省，2020a）。

(1)　処遇調査
　この処遇に，心理技官はどのように関与していくのだろうか。それは，主に「受刑者の処遇調査に関する訓令」（平成18年法務省矯総訓第3308号大臣訓令）に基づいている。

　処遇調査とは，「受刑者の資質及び環境の調査」（法務省，2020a）のことである。心身の状況，生育歴，犯罪性の特徴，家庭・生活環境，将来の生活設計などの受刑者の処遇に必要な基礎資料を得るための処遇調査を実施する（法務省矯正局「日本の刑事施設」）。つまり，面接や各種心理検査を駆使し，各受刑者のパーソナリティや各種能力を査定する。それを踏まえ，彼／彼女がなぜ犯罪に至ったのか，あるいは，至らざるを得なかったのか，その過程や要因を分析し，再犯防止に資する受刑中の処遇上の方針を立てる。このアセスメントから処遇上の指針決定までケースフォーミレートする（図5-1）。

　多くの心理技官はこれがメインの業務となるが，筆者を含め，一部の心理技官は，これに加え，改善指導プログラムやカウンセリングなどの心理療法を実施することができる。

(2)　改善指導
　法務省（2020b）によれば，改善指導とは，受刑者に対し，犯罪の責任を自覚させ，健康な心身を培わせるとともに，社会生活に適応するのに必要な知識及び生活態度を習得させるために行うもので，一般改善指導と特別改善指導に分類される。

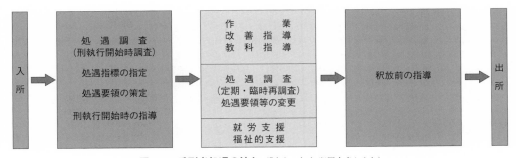

図5-1　受刑者処遇の流れ（「令和2年度 犯罪白書」より）

1）一般改善指導　　講話，体育，行事，面接，相談助言その他の方法により，
①被害者及びその遺族等の感情を理解させ，罪の意識を培わせること
②規則正しい生活習慣や健全な考え方を付与し，心身の健康の増進を図ること
③生活設計や社会復帰への心構えを持たせ，社会適応に必要なスキルを身に付けさせること
などを目的として行う。
　また，近年では，高齢または障害を有する受刑者に，比較的早期の段階から，出所後の円滑
な社会生活を見据えた指導を実施することを目的とした社会復帰支援指導のプログラムが展開
されている。

2）特別改善指導　　薬物依存があったり，暴力団関係者であったりするなどの事情により，
改善更生及び円滑な社会復帰に支障があると認められる受刑者に対し，その事情の改善に資す
るよう特に配慮して行う。現在，次のような6類型の指導がある（表5-2）。
①薬物依存離脱指導
②暴力団離脱指導
③性犯罪再犯防止指導
④被害者の視点を取り入れた教育
⑤交通安全指導
⑥就労支援指導
　ここで留意しておきたいのは，「○○指導」と呼ばれているが，薬物依存離脱指導や性犯罪再
犯防止指導はまさしく心理療法である。しかし，法との関連で「治療」ではなく「指導」と称
されている。
　筆者は一般改善指導として実施されるカウンセリングの他，特別改善指導の中でも「性犯罪
再犯防止指導」などに深く関わってきた。性犯罪者の治療はなかなか難しく，一筋縄ではいか
ない。彼ら独特のパーソナリティの問題性の深さは計り知れない。だからこそ，彼らに関われ
ば関わるほど，何とか彼らを理解したい気持ちが強くなる。性犯罪者治療に長年関わってきた
だけに，様々なエピソードを語りたくなるが，紙幅の都合上，このあたりにしておこう。

表5-2　**特別改善指導**（「令和2年度 犯罪白書」より）

（1）薬物依存離脱指導	薬物使用に係る自己の問題性を理解させた上で，再使用に至らないための具体的な方法を考えさせるなど
（2）暴力団離脱指導	警察等と協力しながら，暴力団の反社会性を認識させる指導を行い，離脱意志の醸成を図るなど。
（3）性犯罪再犯防止指導	性犯罪につながる認知の偏り，自己統制力の不足等の自己の問題性を認識させ，その改善を図るとともに，再犯に至らないための具体的な方法を習得させるなど。
（4）被害者の視点を取り入れた教育	罪の大きさや被害者等の心情等を認識させるなどし，被害者等に誠意をもって対応するための方法を考えさせるなど。
（5）交通安全指導	運転者の責任と義務を自覚させ，罪の重さを認識させるなど。
（6）就労支援指導	就労に必要な基本的スキルとマナーを習得させ，出所後の就労に向けての取組を具体化させるなど。

●受刑者は怖くないのか？

　先にも話したとおり，刑務所で勤務していたと言うと，「受刑者相手に怖くないんですか？」とよく聞かれる。これは少年施設（少年鑑別所や少年院）勤務でも同様で，「非行少年なんて恐ろしい」と言われる。刑務所であれ，少年施設であれ，筆者は心理技官を拝命したときからこのかた，勤務において彼らを一度も怖いと感じたことはなかった。筆者が珍しいのかどうかは定かではないが，一緒に仕事をした同僚からもそのような話は聞いたことがない。ただ，他施設で勤務していた女性心理技官が受刑者に恐怖を感じると話していたと伝聞で知ったことはある。

　筆者がまだまだ若年技官で少年施設に勤務し，翌年度からの刑務所への異動が決まった際，当時の上司に伝えられた言葉がある。「受刑者は犯罪者だけど，"人生の先輩"だよ」と。その上司は，心理技官として拝命してから何十年間と刑務所で勤務してきた人で，一緒に少年施設で勤務していたときも筆者によく刑務所や受刑者の話をしてくれた。

　受刑者は犯罪者に違いない。が，（当時は）"小娘"だった筆者よりも年長者ばかりである。社会で罪を犯す状況にあったということは，どのような事情があるにしろ，壮絶な人生を送ってきたのだろう。まさしく海千山千の人たちと言える。上司から「彼らの人生に若いあなたが太刀打ちできるはずがない。何でも教えてもらいなさい」と言われたのを今でも鮮明に覚えている。

　さて，犯罪者に何を教えてもらうんだと思う読者もいるだろう。それは「すべて」である。彼らの過ごしてきた人生，そこで培った知識や経験，そして，彼ら独特の考え方や感じ方など，すべてと言って過言ではない。彼らの話には真実もあれば，嘘八百もある。それもまた彼らの人となりを表している。彼らの話す言葉に驚きや感動すら覚えることもあるが，もちろん，了解不能だったり，共感できなかったりすることも多い。それらも含めて，彼らは「人生の先輩」であり，人間として理解したいと思わせる"何か"を備えている。

　ところで，この「教えてもらう」という姿勢は犯罪者だけに限らないのではないだろうか。一般の医療・教育・産業・福祉関係など，いかなる臨床の場で出会うクライエントからも，心理職は様々なことを「教えてもらっている」のではないだろか。そうした関係性の中で互いの理解を深めながら，治療の途を一つひとつ紡いでいくのである。

●海千山千の受刑者たち

　では，具体的に受刑者にどのようなことを教えてもらってきたのか。犯罪者というものは，おおむね生育環境における負因が大きい。例えば，「両親の愛情に恵まれず温かな家庭の経験に乏しい」，「貧困と暴力の中で何とか生き抜いてきた」，「一見幸せそうに見える家庭ではあるが親の教育虐待がひどかった」など，様々な育ちの問題を抱え、この苦難な途をサバイブしてきた彼らの語りに傾聴しないわけはない。

(1)「先生，任侠ってのを知ってるか？」

　みなさんは「任侠」といって何を指しているのかおわかりだろうか。若い人，特に学生は聞いたこともないかもしれない。『精選版日本国語大辞典』によれば，「男の面目を立てとおし，

表 5-3　受刑者の属性及び犯罪傾向の進度一覧表（「令和 2 年度 犯罪白書」より）

符号	属性
D	拘留受刑者
Jt	少年院への収容を必要とする 16 歳未満の少年
M	精神上の疾病又は障害を有するため医療を主として行う刑事施設に収容する必要があると認められる者
P	身体上の疾病又は障害を有するため医療を主として行う刑事施設に収容する必要があると認められる者
W	女子
F	日本人と異なる処遇を必要とする外国人
I	禁錮受刑者
J	少年院への収容を必要としない少年
L	執行すべき刑期が 10 年以上である者
Y	可塑性に期待した矯正処遇を重点的に行うことが相当と認められる 26 歳未満の成人

符号	犯罪傾向の進度
A	犯罪傾向が進んでいない者
B	犯罪傾向が進んでいる者

　信義を重んじること。弱きを助け強きをくじき，義のためには命も惜しまないといった男らしい気性に富むこと。また，そのような生き方をする人」とある。『デジタル大辞泉』にも「弱い者を助け強い者をくじき，義のためならば命も惜しまないといった気性に富むこと。おとこ気」とある。もうピンときた方が多いのではないか。この言葉を私に投げかけたのは自称「任侠道」に生きる反社会性集団の一員，つまり，暴力団関係者であった。

　私の勤務していた刑務所はいわゆる B 級刑務所である。ここで話が少々ずれるが，すべての受刑者は「処遇指標」によって類型化されている。処遇指標は「属性」と「犯罪傾向の進度」で分類されている（法務省，2020a）（表 5-3）。

　すべての受刑者は最初に必ず「犯罪傾向の進度」の指標を付される。つまり，A か B かということだ。A とは「犯罪傾向が進んでいない者」であり，詳細な規定はあるものの，簡単に言えば，刑務所への入所が初めての者（初犯）を指す。一方，B とは「犯罪傾向が進んでいる者」であり，これも細かな規定はあるが，おおむねの理解は，刑務所への入所が 2 回以上（累犯），もしくは，反社会性集団の関係者ということである（詳細な分類規程は，「受刑者の集団編成に関する訓令の運用について（依命通達）」平成 18 年 5 月 23 日矯成第 3315 号矯正局長依命通達を参照されたい）。

　この A 指標受刑者を収容している施設が「A 級刑務所」であり，B 指標受刑者の場合を「B 級刑務所」という。収容者が異なるだけでなく，刑務所の概観からして，両者の違いは一目瞭然であり，目に見えない刑務所文化や風土も全く異なるのである。

　さて，話を本題に戻そう。筆者は B 級刑務所で勤務していたため，この反社会性集団と面接する機会があった。先の言葉は，現役の暴力団幹部の者に投げかけられた言葉である。彼は娘ほど歳の離れた筆者に暴力団組織のあれこれを教えてくれた（といっても，実際には「官」に話せる程度のことであったのだろうが）。筆者は自分とは無縁の世界の話に，まさしく目からウロコであり，この世界を知ることは今後の業務に活きると思った。と同時に，この者がこれまでどのような人生を送ってきたのか，垣間見ることができたように感じた。

　この者は受刑者で，しかも，暴力団の幹部という社会では受け入れがたい存在であるにもか

かわらず，「先生，任侠ってのを知ってるか？」と人と人のつながりや恩と義理人情について切々と語る姿は，奇妙な趣があったかもしれない。筆者は，この者との間に流れる「今，ここで」の空間・時間に温かなものを感じた。この者が「シャバ」では叶わなかった，本当の娘に人生を教え導く…それを筆者との関係性の中に転移していたのだろう。非常に治療的で有意義な空間と時間に感じた。

(2) 受刑者の言葉を真摯に聴く姿勢

　これまで話してきたことから，先の上司の「何でも教えてもらいなさい」という言葉の意味や，受刑者の話を単純な好奇心を満たすために聴いていたわけではないということはわかってもらえたのではないだろうか。

　これまでにいろいろな受刑者に出会ってきた。様々な罪名（罪種）は当然のこと，暴力団関係者，半グレ集団，右翼，左翼，教育関係者（教員，保育士，指導員など），各種公務員，（一流）企業社員，ホームレス…数え上げたらキリがない。一人ひとりの抱えてきた背景は異なり，すべてが人間臭く，興味深かった。

　ただ，先の暴力団幹部の話にしても（その他の受刑者にしても），面接中，筆者が少しでも彼の世界を知ったかぶりしていたらどうであっただろうか。その時点で，彼は筆者を軽蔑し，見捨て，心理面接に真剣に取り組もうとはしなかったのではないだろうか。筆者の「あなた（の世界）を知りたい」という青臭い熱意が伝わったからこそ，娘のような世代の未熟な職員を「先生」と呼んで丁寧に応対したのであろう。

　今でも彼らの顔や声質，語り口をしっかり覚えている。社会人として，心理職として，人間として，まだまだ未熟な自己を認識し，「人間対人間」で真向から真摯に向き合うことの大切さを教えてくれたのはこの受刑者たちであり，まさしく「人生の先輩」なのである。

　ただし，繰り返し強調したいのは，この姿勢は，対象者が犯罪者であろうと，非犯罪者であろうと，どのような人であっても心理職として当然の基本的構えではないだろうか（なぜか，対象が犯罪者だと，そのことを忘れられたり，否定されがちであるが…）。

●「チーム刑務所」を支える人たち

　筆者が刑務所で受刑者に対し恐怖心を抱かず，スムーズに職務を遂行できた最も重要な要因は，刑務所を支える刑務官の存在であることは間違いない。

　刑務官とは，全国各地の刑事施設（刑務所，少年刑務所または拘置所）において勤務する「国民生活の基盤である治安を支え，罪を犯した者を更生に導くことにより再犯を防止し，もって安心・安全な社会を築くという使命を果たす国家公務員」（法務省ホームページより）である。いわゆる「看守さん」とか，「おやっさん」と呼ばれる受刑者処遇の最前線のエキスパートである。

(1) 刑務官は何でも知っている

　受刑者は刑務所で寝食し，刑務作業をし，矯正教育を受けている。このすべてに関わっているのが刑務官である。受刑者を24時間見続け，彼らの体のほくろの位置から睡眠中の寝相まで熟知している。

　一方，心理技官は，とある一定時間しか受刑者と接することがない。面接やカウンセリング，改善指導といった限られた時間だ。この時間だけで受刑者のあるがままを理解するのは困難である。そういったとき，頼りになるのが刑務官のプロとしての目である。

　受刑者は心理技官とは主に面接室でしか接しない。となると，いろいろな知恵が働く。面接で，本音を話せば，「正直者が馬鹿を見る」で自分にとって不利な処遇方針を立てられるのではないかと疑い，あり得ないほどの望ましい姿を見せようとする。そういう者ほど，面接室を出て，ひとたび居室や工場に戻るとだらしのない行動をしたりする。他の受刑者をいじめたり，規律違反行為を繰り返したりする。そういった「面接室の外」の日常は，つぶさに観察している刑務官にしかわからない。

　筆者はこの観察眼や処遇力をもった刑務官に畏敬の念を払わずにはいられない。彼らこそが受刑者のすべてを把握し，適切な方法で統制を利かせ，刑務所を支えているからである。

(2)「仕事仲間」として認めてもらうために

　刑務官の世界は上下関係のはっきりした厳しい世界である。当然である。受刑者に対し法的根拠に基づいて規律をもって処遇する刑務官集団の綱紀が緩いわけがない。日夜，処遇に当たる刑務官にとって，心理技官は異質の存在と言える。現場の厳しさに立つ者が，面接室の机だけの者を職員として認め難いのは言うまでもない。

　ここで「刑務官はなんて冷たいのだろう」と思う人もいるかもしれない。しかし，これは日常的にどこの現場でもよくある話ではないだろうか。例えば，学校現場で，スクールカウンセラーがなかなか教員世界に入れてもらえず，情報が回ってこない，生徒もカウンセリングルームに来ない，といったこととよく似ている。

　筆者は，刑務所に赴任してしばらく，「同じ刑務所職員（あるいは公安職，矯正職員）として認めてもらえない」，つまり，「仕事仲間」として認めてもらえないことが悔しくて仕方がなかった。彼らに認めてもらわずとも，表面的には業務をいくらかはこなすことができる。しかし，それはプロの仕事とは言えない。海千山千の受刑者を心底知るためには，面接室以外の受刑者の生き様，つまり，現場にいる刑務官の視点が必要なのである。

　「仕事仲間」と認めてもらうために筆者はどうしたか。とにかく刑務官の休憩所に足繁く通った。そして，彼らに何度も何度も話しかけ，刑務所のことを何でもかんでも聞いて回った（相当，鬱陶しがられたのだが）。また，刑務官の文化に自分も染まってやろうと思った。私の所属していた刑務所の刑務官は，「呑む，打つ，○○」が好きだった（○○はご想像にお任せしたい）。となれば，飲み会に積極的に参加した。彼らの大好きなパチンコとタバコはどうしてもできなかったが，競馬は一から覚え，競馬場に連れて行ってもらった。クラブ活動に参加し，武道（刑務所は柔道と剣道を重んじる）の練習にも通った。まるで営業マンがいかに顧客をゲットするかといったマンガのような方法だが，こうした地道なアプローチはいつしか誰かの心には届くものである。徐々に刑務官から声を掛けてもらえるようになり，その輪は少しずつ広がっていき，つながりができていくものである。

　いったんそうなると，刑務官側も必死になって右往左往している小娘を助けたい気持ちになってくれたのか，受刑者の貴重な観察記録を教えてくれたり，「○○（受刑者）にはこういった言葉をかけるといいよ」，「○○の親が今，面会に来てるから，終わったら泣いて戻ってくるぞ。そのとき，（心の）ガードが緩んでるから面接においで」など，貴重なアドバイスを適切な

タイミングで次々に教えてくれるようになった。少しは「仕事仲間」と認めてもらえた瞬間かもしれない。

　こうした処遇のスペシャリストの刑務官のおかげで，面接室だけではわからない受刑者の姿を知り，何かあっても刑務官が助けてくれるという安心感のもとに密室で2人きりでも受刑者と時を過ごせた。

　このような働きかけを良しとしない，あるいは，軽視する意見もあるかもしれない。実際のところ，若年層にはピンとこないかもしれない。組織で働いた経験がなければなおのことである。社会に出て，組織に揉まれて，初めて人のつながりや「縁」の大切さを実感するものなのかもしれない。しかし，筆者の体験はどこの臨床現場でも通じるのではないだろうか。先のスクールカウンセラーの例にとどまらない。病院現場では，医者や看護師が現場の最前線であり，心理職は枠外になりがちである。そこにいかに食い込んでいくのかが鍵となるだろう。

◉「チーム刑務所」からの「チーム司法・犯罪」

　受刑者を処遇するのは，刑務官である。処遇調査を実施し，治療するのは心理技官。他にも，教育を専門とする教育専門官，出所に当たって環境調整をする福祉専門官，医療を担当する医務技官（医師や看護師）…。そして，これらすべてを支える事務担当の職員等々…。刑務所にいると，心理技官としての自分の力量はわずかであるが，刑務所のすべての職員で，一人ひとりの受刑者を支えているという組織力を実感することができる。

　世間では，「チーム学校」や「チーム医療」といった用語が認識され始めているが，筆者はここで声を大にして伝えたい。「チーム刑務所」も存在しており，各専門性を持った職員が各受刑者の資質に応じた処遇や指導を施し，更生に向けて日夜支援しているのである。

　さらに言えば，筆者は「チーム刑務所」にとどまらず，「チーム司法・犯罪」を提唱している。受刑者（犯罪者）や非行少年というのは，警察，裁判所，矯正，保護といった司法の流れの中で更生を目指す存在である。それを担う各機関が，縦割り行政の中でなかなか情報共有できず，連携がとりづらい現状があるのは事実である。しかし，ひとたび連携すれば，犯罪者の更生は今よりもより良く進むかもしれない。ひいては，被害者や社会全体に資すると言えよう。ただし，現実として組織の連携が難しいのであれば，せめて，司法犯罪領域に携わる者同士のソフト面でのつながりを強化し，「チーム司法・犯罪」として働きかけていくことで，現場からボトムアップできるかもしれない。

◉おわりに

　これまで筆者の刑務所での臨床経験をもとに，とりとめもない話題を提供することとなった。この紙面で筆者が心理職のたまごのみなさんに強調して伝えたかったのは，刑務所という組織で心理職として働くことの面白さと意義深さである。

　「一期一会」という言葉がある。辞書によれば，「一生に一度会うこと。また，一生に一度限りであること」である（「精選版日本国語大辞典」より）。筆者は刑務所で毎日数人から数十人の受刑者に会い，面接などを行ってきた。筆者にとっては，膨大な数の中の1人（ケース）に過ぎないが，受刑者にとって筆者は「自分の人生を左右する人間」なのである。処遇方針を立

てられ，刑務作業の内容や改善指導の科目を決められる。受刑者の中には，「あなたは他の刑務所で受刑しなさい」と移送を決められる場合もある。つまり，少なく見積もっても，心理職は受刑者の刑務所生活を左右する重大な権限を握っている存在であり，それは彼らの人生の一部に影響を及ぼしているのだ。それをどれだけ自覚して，一回一回の出会いを大事にし，一回一回の面接に魂を込めているのか。そして，いずれ，刑務所という特殊空間での筆者との出会いを思い出せないくらい，社会で幸せな毎日を過ごす，そういう意味で「忘れられる存在」でありたいと思うのである。

引用文献

法務省（2020a）. 令和 2 年版 犯罪白書　Retrieved from https://hakusyo1.moj.go.jp/jp/67/nfm/n67_2_2_4_3_1.html（2021 年 9 月 1 日）

法務省（2020b）令和 2 年版 犯罪白書　Retrieved from https://hakusyo1.moj.go.jp/jp/67/nfm/n67_2_2_4_3_3.html（2021 年 9 月 1 日）

法務省　刑務官とは　Retrieved from https://www.moj.go.jp/kyousei1/kyousei_kyouse13.html#1（2021 年 9 月 1 日）

法務省矯正局「日本の刑事施設」　Retrieved from https://www.moj.go.jp/content/001323824.pdf （2021 年 9 月 1 日）

国家公務員法務省専門職員（人間科学）採用試験―大学卒業程度―2021 年度受験案内（更新日不明）　Retrieved from https://www.jinji.go.jp/saiyo/siken/jyukennannnai/jyukennannnai_houmu.pdf （2021 年 9 月 1 日）

精選版日本国語大辞典・デジタル大辞泉（更新日不明）　Retrieved from https://kotobank.jp/word/%E4%BB%BB%E4%BE%A0-536975（2021 年 9 月 1 日）

精選版日本国語大辞典（更新日不明）　Retrieved from https://kotobank.jp/word/%E4%B8%80%E6%9C%9F%E4%B8%80%E4%BC%9A-433299（2021 年 9 月 1 日）

6

保護観察所における心理臨床

◉心理的な距離感

　我が国における保護観察は，これに付された者[1]に対し，あらかじめ定められた期間，通常の社会生活を営ませながら，保護観察所長の指揮の下，保護観察官[2]と保護司[3]とが協働して面接などを行うことによって，その改善更生を図ろうとするものである。定期的に面接を行うという意味においては，心理臨床の場が与えられているが，保護観察に付された者からすると，それは，自らの意思によるものでなく，裁判または仮釈放の審理の結果に甘んじているに過ぎない。少年院や刑務所などの矯正施設への入所が回避されたり，または一足早く矯正施設から釈放されたりすることの喜びや安堵の類いの感情が生ずることはあっても，このことが直ちに面接に応じることへの動機づけに結び付くとは限らない。もっとも，保護観察官または保護司による面接に応じることが法律によって定められ，これが遵守されていなければ，矯正施設に収容されることがあり得ることを誓約しているので，一定の動機づけがなされてはいる。しかし，それは，外発的な動機づけと言えるものであって，本心では，「嫌々」「渋々」であろうことは，想像に難くない。

　心理臨床の場におけるクライエントの内発的な動機づけのありようは，司法領域における課題の一つであろうが，矯正施設に比べ，物理的にも心理的にも遙かに自由度が大きい保護観察においては，心理臨床の場を確保するのが困難な場合もある一方で，クライエントのニーズに沿った柔軟な対応が可能となる。保護観察官は，保護観察所[4]で執務を行うことが多く，毎月

　1）保護観察対象者は，①家庭裁判所の決定により，保護観察に付された少年（保護観察処分少年），②少年院から仮退院を許された者（少年院仮退院者），③刑務所から仮釈放を許された者（仮釈放者），④裁判所の判決により，刑の全部または一部の執行を猶予され，保護観察に付された者（保護観察付執行猶予者），ただし，刑の一部の執行を猶予された者は，実刑部分について，仮釈放を許された場合，実刑部分の執行終了に伴い，仮釈放者から保護観察付執行猶予者に種別異動する。⑤婦人補導院から仮退院を許された者（婦人補導院仮退院者）の5つの種類に分けられる。
　なお，売春防止法の改正に伴い，2024年4月1日に婦人補導院が廃止され，婦人補導院仮退院者（5号観察）が保護観察の種別から除かれる。
　2）地方更生保護委員会事務局や保護観察所に配属される常勤の国家公務員で，医学，心理学，教育学，社会学その他の更生保護に関する専門的知識に基づき，仮釈放の審理や保護観察等の事務に従事している。全国の定員は，1,392人である（令和4年4月1日現在）。保護観察所の保護観察官は，通常，担当する地域を指定され，その地域に居住する保護観察対象者を担当し，保護司と協働して保護観察を実施している。
　3）法務大臣から委嘱された非常勤の国家公務員。保護観察所長の指揮監督を受け，保護観察官と協働し，保護観察対象者に対し，通常，毎月2回を標準とする頻度で面接等を行う。給与は支給されない。任期が2年で，再任を妨げない。保護司の定数は，保護司法で定められ，全国で5万2,500人である。
　4）法務省の地方支部局。全国に50か所ある地方裁判所の管轄区域ごとに置かれ，その所掌事務のうち，更生保護に関する事務は，更生保護法第29条によって規定されている。

２回ないし３回の頻度で行われる定期的な面接は，保護観察に付された者と同一地域に居住している保護司に委ねられ，その内容が書面で保護観察所に報告されるのが通常である。保護司は，民間人という性質を併せ持つことから，彼ら彼女らにとって，身近で来談しやすいという傾向がうかがえる。これに対し，保護観察官は，保護観察の開始時のほか，保護観察に付された者の生活状況等に応じ，保護司による処遇に介入する形で面接を行う。順調に経過していることを確認するときもあれば，問題行動が認められるなどの芳しくない場面もある。保護観察官が介入しても事態が改善されず，もはや保護観察では改善更生が期し難いと認められる極めて深刻な事態に至ったときは，保護観察官は，引致状[5]を執行するなどして矯正施設に収容する手続きを取り得る立場でもあるので，保護観察に付された者にとっては，差し詰め，公権力を行使する対象として受け止められる。

　このように，保護観察官と保護司の協働態勢からなる保護観察処遇は，硬軟を組み合わせたものとなっているが，保護観察に付された者は，当初，外発的な動機づけであったとしても，面接に応じるうちに，自らの生活を見つめ，改善更生への内発的な動機づけへと切り替わる例も少なくない。保護観察官は，毎月，保護司から提出される経過報告書に目を通し，介入すべきか否かの判断をしているが，保護観察が終了する月の経過報告書は，格別なものがある。その一端を紹介する。

　(1)「期間満了日の翌日，次のようなメールが届いた。『長い間，お世話になりました。保護観察は，めんどうくさいと思っていましたが，○○先生との面接は，何でも話せて，全く苦になりませんでした。愚痴，相談など様々な話を親身になってくださって，面接の後は，気持ち的にも楽でした。保護司さんが○○先生で，良かったと思っています。長い間，ありがとうございました。』」

　(2)「明日で４年間の保護観察が終わることを告げたところ，月２回の面接を楽しみにしていたとのこと。話し相手がいない中で，この場でいろいろなことが話せ，たくさんのことを教わり，自分の考え方が変わり，更生へとつながったと話す。保護観察が付いたことは，自分にとって自分を変えるチャンスになったとも言う。」

　(3)「保護観察の解除通知書を渡すと，『ありがとうございます』と喜んでいる。今までを振り返り，『保護観察になって良かったと思う。こんなに自分の人生のこと，大切なことを話せる人はいなかった。親にも言えないことが言えた。終わっても来ていいですか』と言って目頭を押さえている。」

　必ずしも，このような心温まる例ばかりではないが，保護観察が終了した後も保護司のもとに家族を伴って顔を出すなどの思わぬ再会に目を細めたという類いの証言は，枚挙にいとまがない。一昔前は，かつて受け持った保護観察対象者の結婚式に招待される保護司も少なくなかった。保護観察に付された者と保護司との関係性は，相互の信頼を基盤としつつ，彼ら彼女らの自己成長を促進させるものとして機能している。

　一方，保護観察官は，問題行動が生じたときに介入することはもとより，問題行動の根底に潜む心理的・社会的な力動をも視野に入れ，保護観察に付された者と計画的かつ継続的に関わる場面もある。代表的なのは，専門的処遇プログラムである。目下のところ，「性犯罪再犯防

　5）保護観察所の長は，保護観察に付されている者について，一定の事由に該当すると認められる場合には，裁判官のあらかじめ発する引致状により当該保護観察対象者を引致することできる（更生保護法第63条第2項）。

止プログラム」,「薬物再乱用防止プログラム」,「暴力防止プログラム」および「飲酒運転防止プログラム」の4種類があるが,いずれも認知行動療法を理論的な基盤として体系化されたもので,特定の犯罪に結び付く認知や行動等を改める再発防止計画を策定させ,これを日々の生活において実践させることを狙いとしている。取り分け,薬物再乱用防止プログラムについては,規制薬物を使用していないことを証明するため,受講のたびに簡易薬物検出検査[6]を実施し,万が一,検体から規制薬物の成分が検出(陽性反応)されたときは,最寄りの警察署まで任意同行を求めるなどしている。

ところで,保護観察における心理臨床でも,逆転移が生ずることが想定され,これに巻き込まれることの危険性を承知しておくことも必要である。私の場合,厳格な父に対する敵愾心を抑圧していたこともあってか,親や教員などの正当な権威に対し,あからさまに反抗的な態度を示す少年の姿に怒りの感情が湧く傍らで,不条理な強制に屈服させられたり,虐げられたりする者を目の当たりにすると,過度に同情する場面を幾度となく経験した。ここで,駆け出しの頃の苦い思い出を紹介する。

ある日,夜遅く執務室で残業していると,勤め先である庁舎の宿直室から連絡が入った。担当しているタロウ(仮名)(19歳)が私を訪ねてきたのである。事情を聴くと,住込み就職先(ホテル)の料理長から「出て行け」と言われ,今晩は行く当てがないとのことであった。タロウは,少年院から仮退院を許され,いったんは,母親のもとに帰ったのであるが,仕事もせず,母親に金を無心する日々であったことから,ホテルの板前のもとで修業することを私が勧め,これが実現したという経緯があった。しかし,タロウにとって,住込み就職は,想像以上に厳しく,頻繁に保護観察所を訪れては,不平不満をこぼす状態が続いていた。結局,その日,私は,タロウに同情し,官舎で一泊させることにした。客用の布団を出し,並べ敷いて話し込み,「明日は職場に行く」と約束してくれたので,一安心し,眠りについたのが思い出される。翌朝,駅で彼を見送った後,保護観察所に出勤すると,しばらくして警察署から電話があり,我が耳を疑った。何とタロウに窃盗の容疑で逮捕状が出ているというのである。慌てて住込み就職先に電話をすると,昨日から行方がわからなくなっているとのことであった。後日,知ることになるのであるが,タロウは,住込み就職してからも,不良仲間との縁が切れず,窃盗行脚を繰り返していたのであった。それから数週間後,タロウが逮捕された。今から振り返ると,私は,彼の行く末を憂いつつも,身勝手な行動を下支えしたに過ぎない。結果的にタロウの逃亡を助けることになったことについては,独断で不適切な処遇をしたとの誹りを免れない。後日,警察からの照会に応じ,捜査に対する協力を求められることになるが,非行性や犯罪傾向の進んだ者と関わるときは,一定の用心を要する。例えば,彼ら彼女らの中には,無理を承知で頼みごとをし,一つ叶うと,また,次の頼みごとをといった具合に突き進む者も少なくなく,気がついたら,こちらが不適切な関わりをする事態に追い込まれるという危険性があることをあらかじめ承知しておかなければならない。刑務所のような厳格な規律が存在している場であっても,知ってか知らぬか,受刑者の中には,フット・イン・ザ・ドア・テクニック(段階的要請法)(Cialdini, 2008)をもって,看守に言葉巧みに話しかけ,看守が籠絡させられる保安事故が発生している。このため,刑務所では,看守が制服と制帽で身を固め,「受刑者に対し,歯を見せて笑うな」という訓示に象徴されるように,一定の緊張関係を保たざるを得な

---

6)尿や唾液を検体とし,検査キットを使って,受講者の面前で陽性か否かの判定をする。

い事情がある。残念ながら，非行性や犯罪傾向が進んでいる者には，個人差があるにしろ，「反社会性」が潜んでいることは否めない。彼ら彼女らの場合，ある程度，甘えさせなければ，懐かないが，甘やかすことは禁物である[7]。タロウとの関係は，その後，彼が少年院送致となった後も面会を通じて継続し，出院後の住込み就職先を改めて調整するなどして，再び仮退院が許されるに至るのであるが，当時の経過をたどると，「甘やかさないほどに甘えさせる」という匙加減が難しかったと言わざるを得ない。甘やかせば，身勝手な振る舞いとともに「反社会性」が発露して非行や犯罪に至り，新たな被害者を生み出しかねないという厳しい現実があるので，一定の心理規制や行動制限が必要である。保護観察の場合，それは，「遵守事項」[8]という形態で表現され，これを遵守しなかったときは，矯正施設に収容され得るという緊張に満ちた関係を前提とした上で，徐々に信頼関係が形成されることが期待されている。

　保護観察に付された者との距離感は，人工衛星に喩えることができる。人工衛星は，地球に近づき過ぎると，落下し，逆に遠過ぎると，軌道から外れて宇宙の彼方へと消えてしまう。双方の引力が拮抗する適度な距離を保ちながら，間合いを大切にした節度のある関係性が求められている。取り分け，保護観察官においては，遵守事項に違反すると思われる生活の乱れや問題行動が点在している場合，これらの点と点を線で結び，その延長線上で，深刻な事態が予見されるときは，直ちに当該保護観察対象者を矯正施設へ収容する手続き，すなわち，不良措置[9]をとる準備をしなければならない。臨床上，不良措置は，再び過ちを起こさせないため，「鬼手仏心」[10]の境地をもってなされるものである。

●基本的な姿勢

(1) 受け入れる

　保護観察に付された者と関わるときは，何はさておき，否定から入らないことが肝要である。たとえ，約束の時刻になっても姿を見せず，大幅に遅刻したとしても，頭ごなしに叱らず，「無事で良かった」と安堵した上で，「心配したよ」とⅠメッセージ[11]を投げかけ，安否を気遣うところから始めるのが無難である。面接そのものができていることを評価するくらいの度量が求められる。実際，事件を起こし，逮捕されれば，面接そのものが成立しない事態となる。取り敢えず，問題がなければ，安堵する気持ちを素直に伝えた上で，次回の約束を取り付けるという大らかさがなければ，忽ち関係が破綻するときもある。個人差があるものの，彼ら彼女らは，「何やってんだ！」という言葉に代表される「上から目線」には反発しがちなので，非難がましくなく「どうしたの？」という同じ目の高さで語りかける配慮を要する。彼ら彼女らが望ましくない行為を頻発すれば，存在自体を否定する心境になるのは，止むを得ないが，ここ

---

7) どうしてもできないことに手を貸すのであれば，「甘えさせる」と言えるが，できることに手を貸すとなると，「甘やかす」になる。どうしても我慢できない状況を解消させることは，「甘えさせる」と言えるが，我慢できるのに我慢させないとなると，「甘やかす」になる。要求に対し，気持ちを汲むのであれば，「甘えさせる」と言えるが，言いなりになって要求を通させることは，「甘やかす」になる（明橋，2005）。

8) 保護観察に付されている者は，健全な生活態度を保持する義務，保護観察官および保護司の指導監督を誠実に受け，面接に応じるとともに，生活状況の申告に加え，求められた時は，それを裏付ける資料を提示する義務，住居の届出および居住すべき住居に居住する義務，転居または7日以上の旅行については，事前に許可を受ける義務などの「一般遵守事項」（更生保護法第50条）はもとより，問題性に応じて個別に設定される「特別遵守事項」（同法第51条）が定められているときは，これらを遵守しなければならない。

では，行為と存在を切り分け，少なくとも存在は否定しないという一貫した態度を取り続けることを敢えて意識しなければならない。こうした態度が「罪を憎んで人を憎まず」という信念を生み出し，彼ら彼女らを「受け入れる」ことに繋がる。来談者中心療法における無条件の肯定的な関心に近いのかもしれない。

　面接の際には，非行や犯罪という事実に目を奪われるあまりに，再び過ちを犯させないために原因を追及したり，会話の内容も過去志向になったりしがちであるが，彼ら彼女らが微に入り細を穿つ取調べを経て，厳粛な裁きを受けた身であったことを踏まえ，触れられたくないことで一杯である心中を察しつつ，話題を選ぶ配慮を要する。あれこれ詮索するのではなく，彼ら彼女らが言葉にするのに抵抗の少ない話題，できれば，得意になって話したくなるものに焦点を当て，ノットノーイング・アプローチを意識しながら，問いかけることが望ましい。「わからないから，教えてくれる？」という姿勢は，彼ら彼女らが過敏に反応しがちな「上から目線」を回避することができ，一つひとつの受け答えで，大きく頷き，「なるほど」「ええ，そうか」「それで…」と相槌を打ち続けるうちに，徐々に心の扉が開き，会話が弾み始める。彼ら彼女らの話を同じ目線で傾聴し，心の底から「あなたのことを理解したい」という気持ちで接するうちに，聞き手は，彼ら彼女らにとって，「やばい」存在になり得る。「やばい」とは，ある意味，褒め言葉で，「自分のことをわかってくれている。見抜かれている。ごまかせない」と彼ら彼女らをして思わせている状態である。「少ししか自分のことをわかってくれていない」と

9) 保護観察処分少年…警告を受けても遵守事項を遵守しなかった場合において，情状等を考慮し，保護観察所の長は，家庭裁判所に対し，施設送致の申請をするほか，新たなぐ犯事由が認められるときは，通告をすることができる。
　保護観察処分少年（特定少年）…遵守事項を遵守しなかった場合において，当該遵守事項を遵守しなかったことの情状，保護観察の実施状況等を考慮し，その程度が重く，少年院において処遇を行わなければ，改善及び更生を図ることができないと認められるときは，保護観察所の長が家庭裁判所に対し，家庭裁判所が決定の際に定めた収容可能期間（1年以下）につき，少年院に収容する決定を申請することができる。なお，収容中は，保護観察が停止される。
　少年院仮退院者…遵守事項を遵守しなかった場合において，情状等を考慮し，地方更生保護委員会は，保護観察所の長の申出を受け，家庭裁判所に対し，少年院への戻し収容の申請をすることができる。
　少年院仮退院者（特定少年）…遵守事項を遵守しなかった場合において，当該遵守事項を遵守しなかったことの情状，保護観察の実施状況等を考慮し，少年院に収容して処遇を行うことが必要かつ相当と認めるときは，仮退院の日数を算入した上での残期間につき，地方更生保護委員会は，保護観察所の長の申出を受け，決定をもって仮退院の取消しをすることができる。
　仮釈放者…遵守事項を遵守しなかった場合において，保護観察を継続することが相当であると認められる特別の事情がないときは，地方更生保護委員会は，保護観察所の長の申出を受け，決定をもって仮釈放の取消しをすることができる。なお，所在が判明しないため，保護観察が実施できなくなったと認めるときは，地方更生保護委員会は，保護観察所の長の申出を受け，決定をもって保護観察を停止することができる。
　保護観察付執行猶予者（一部猶予）…遵守事項を遵守しなかった場合において，保護観察を継続することが相当であると認められる特別の事情がないときは，検察官は，保護観察所の長の申出を受け，地方裁判所に対し，執行猶予の取消しの請求をすることができる。
　保護観察付執行猶予者（全部猶予）…遵守事項を遵守しなかった場合において，情状が重いと認めるときは，検察官は，保護観察所の長の申出を受け，地方裁判所に対し，執行猶予の取消しの請求をすることができる。
　婦人補導院仮退院者…遵守事項を遵守しなかった場合において，情状等を考慮し，地方更生保護委員会は，保護観察所の長の申出を受け，決定をもって仮退院の取消しをすることができる。
10) 残酷で手荒な行いが慈悲心に基づいているという意味。例えば，外科手術は，医師が患者の体をメスで切り開くなどし，鬼のような残酷な行為をしているように見えるが，その実，患者を救おうとする仏のような慈悲の心に基づいていることから，「鬼手仏心」の典型と言われている。
11) Iすなわち，「私」を主語にして相手の行動を促す技法で，PET（Parent Effectiveness Training）（親業）の創始者であるトマス・ゴードンが提唱した。

思わせている限りでは，「うざい」存在に過ぎない。最初は，誰でも「うざい」存在であるが，彼ら彼女らを理解していく過程で，ごまかしが利かない「やばい」存在へと変わり得る。逆に「この人には話が通じない。別世界の人だ」と思われてしまうと，「きもい」と言われて毛嫌いされかねない。

(2) 褒め励ます

　保護観察に付されている者の多くは，裁きに前後して様々な非難を受けていることが多く，自己有用感が低い状態にある。「どうせ自分なんか…」と卑下し，心のどこかで劣等感を抱えながらも，これを悟られまいと肩肘を張って背伸びしようとし，周りに対しても，「世間は敵だ！」「大人は信用できない！」などと孤立感や疎外感を露わにする傾向にある。彼ら彼女らが抱く劣等感を「自分だってできる」という自己有用感に変えつつ，「世間は温かい」「大人は味方かも」と思わせるためにも，彼ら彼女らの望ましい態度や行為を一つでも見つけ，「褒め励ます」配慮が求められる。彼ら彼女らが抱いている負の感情が克服されてこそ，地域社会への帰属意識が高められ，自分たちが住む地域社会に迷惑をかけまいとする規範意識へと繋がっていくのであろうし，その過程において，ピグマリオン効果が生じ，「非行少年」や「犯罪者」というラベルの上に望ましいラベルを貼り直す動きに繋がることが期待できる。ただし，むやみに褒めると，増長し，褒められないと動かない関係性に陥りかねない。加えて，自己有用感の低い彼ら彼女らは，褒められようと，自らを装い，相手の顔色をうかがい続けるような状態になると，無理して背伸びすることに疲れ果ててしまい，せっかく善意に満ち溢れた環境が得られているのにもかかわらず，そこから逃げ出し，元の劣悪な居場所に戻り，愕然とさせられることもある。たとえ，褒められなくとも，ありのままの自分を受け入れてくれる環境が整えられていることが肝要である。

(3) 考えさせる

　非行性や犯罪傾向の進んだ者ほど，ビリヤードの球のような性質を帯び，当たる球次第で，思わぬ方向に転がり，周囲を慌てさせることが多い。これは，彼ら彼女らが場当たり的で，刹那的な生活態度（Here and Now）を取ることによるものである。こうした状態から抜け出すためには，周りや後先のことを考え，主体性をもって将来への展望を描けるようにしていかなければならない。すなわち，「考えさせる」という課題である。ここで言うところの「考えさせる」とは，端的に言えば，「こうすると，こうなるよ」という類いの論理的な帰結を自覚させることにほかならず，ビリヤードの球から変身させるためには，ある程度，転がる方向を予見する習慣を身につけさせる必要がある。これは，Kahneman（2011）が「システム2」と名付けた「遅い思考」を起動させると言い換えられるのかもしれない。しかし，忠告や説諭をするだけでは，右耳から左耳に抜け，思考停止の状態に陥り，「あれだけ忠告したのに…」と落胆することになりかねない。いや，むしろ，頻繁な忠告や説得は，心理的リアクタンスを高め，ブーメラン効果を生じさせる結果を招く。自分の頭で考え，思い立つことができるように問いかけ，そのうちに，現実感を持って将来への展望を段階的（スモールステップ）かつ具体的に瞼に描かせることができるようになれば，今を大切に賢く生きられるようになるであろう。

　また，時間軸で論理的な帰結を連鎖させながら，考えさせていくことに加え，自分の周りに視点を向けさせることも重要である。ここでも，「こうすると，こうなるよ」という類いの論理

的な帰結を空間的な広がりの中で自覚させることになるが，当然のことながら，空間的な広がりの延長には，被害者の存在があることを忘れさせてはならない。

　ところで，この過程においては，身勝手な言い分はもとより，倫理や規範から大きく逸脱し，賛同しかねる意見や考えを主張する場面にも直面する。そのような場合，直ちに「それは違う」と否定したくなるが，彼ら彼女らと議論しても，意見の対立に終わるだけのことが多い。彼ら彼女らの主張の是非を真正面から問うのではなく，そう主張する気持ちを汲みつつ，いったんは，「感情」として受け止めた上で，意見や考えに賛同せず，認知の歪みや矛盾に気づかせるべく，問いかけ続けるしかない。認知は，簡単に変わるものではなく，認知を変えさせるためには，手を変え，品を変え，じわりじわりと攻め，偏った認知を少しずつ柔らかくほぐしていくしかないので，一定程度の粘り強さとしたたかさが求められる。再犯に結び付く危険な考えであれば，「その結果，どうなるのか？」と問いかけを未来形にして，その危険性を自覚させるとともに，過去を踏まえつつも，「これから，どうなりたいのか」という希望や目標の種まきをしつつ，将来のことを考えさせるように仕向けることが肝要である。「そんなふうに考えると，こんなことをしてしまって，危ないな」と態度を軟化させることができたら，「その代わり，どんなふうにしたら，いいと思う？」と一緒に考えるようにするのが望ましい。もっとも，「あいつを八つ裂きにしてやる」とか「死にたい」といった類いの危険な発言に対しては，「どうしたの？」「何があったの？」と事情を聴きつつ，気持ちを汲み，その根底にある「怒り」や「悲しみ」の感情にのみ焦点を当てて共感的な理解を示し，言葉で発散させて具体的な行動に至ることを何としても阻止しなければならない。

　ちなみに，NPO 法人セカンドチャンス [12] の理事で，自らも少年院出身者である富岡大悟氏は，自身の過去を振り返り，「非行に走っていたときの自分と今の自分で大きく異なることは，先（未来）のことを考えるようになったこと，ヒト，人生，命，地球について考えるようになったこと，警察に捕まりたくない（刑務所に入りたくない）という思いが強くなったこと，そして，被害者と被害者家族，被害者の周りの人たちのことを考えるようになったことだ」と回顧している（富岡，2015）。

(4) 教え諭す

　家庭や学校における教育を十分に受けていない者は，不良交友を通じて入手した誤った情報を真に受けていることもあって，世間のしきたりや常識を丁寧にわかりやすく伝えた上で，誤った知識を正すため，「教え諭す」ことが必要な場面もある。しかし，これは，ある程度の関係性ができていないと，「上から目線」と感じて反発し，ありがた迷惑な「お説教」と受け取られるおそれがある。

　また，具体的な相談があった場合も，その内容を真摯に受け止めた上で，正しい情報を与えつつ，自らが納得して決断するようにすべきである。安易に指示を与えると，「言われたとおりやって，うまくいかなかった」と責任が転嫁される事態になることもあり得るので，「あくまでも本人自身が自らの行動を決める」という Biestek（1957）が提唱した「自己決定の原則」を

12）少年院出院者が経験と希望をわかち合い，仲間として共に成長することを目的として 2009 年 1 月に設立された団体。レクリエーションなどの交流会のほか，少年院在院者らに対し，自らの体験を語るメッセージ活動などを行っている。

忘れてはならない。

（5）四段変速

　保護観察が権力的な側面を持つことから，一般的には，保護観察に付された者に対し，「教え諭す」という力強い役割を期待されているのかもしれないが，まずは，「受け入れる」ところから始めなければならない。例えば，優秀な生徒が集まる進学校やスポーツの強豪校であれば，その大半の時間を「教え諭す」ことに費やし，本来の「教諭」の立場を全うできるであろう。優秀な生徒らは，すでに受け入れられ，褒め励まされ，そして，自らが置かれている状況や自らが進む方向についても考えているからである。これに対し，保護観察に付された者は，その正反対に位置していると言っても過言ではない。最近の自動車は，オートマチックなので，実感が伴わないが，自動車を発進させるときは，「ロー」から「セカンド」，「セカンド」から「サード」，そして，「サード」から「トップ」へと変速（ギアチェンジ）していかなければならないし，道路事情によって，ギアを上げたり，下げたりしている。非行少年や犯罪者に対する処遇も同様であると言え，「受け入れる」→「褒め励ます」→「考えさせる」→「教え諭す」といった具合いに四段変速の自動車を乗りこなす感覚での柔軟な対応が求められる。

　もちろん，個人差があるものの，その多くは，「受け入れる」→「褒め励ます」のあたりでの関わり，自動車で言うと，「ロー」と「セカンド」のあたりの走行に最も時間を費やすことになる。停車を繰り返したり，悪路や上り坂が続いたりする状態から抜け出すことがなかなかできないからである。期待するあまり，「教え諭す」のトップギアで発進させれば，忽ち，エンストしてしまい，前進することができなくなるであろうことは，想像に難くない。ありのままの自分では駄目で，肩肘張って背伸びしようとして，奇抜な頭髪や服装で身を固め，不良交友に興じたり，気分を変えるために規制薬物に手を出したりしているのであって，その状態から脱出するとなると，改めて現状の自己を否定せざるを得ないという自己矛盾に直面する結果に陥り，変化することに抵抗を示しがちであることは，理解すべきである。

　これらを踏まえた上で，時間をかけながら，粘り強く働きかけ，ギアを上げていく配慮が求められる。根気よく長い目で見守っているうちに，転回点（ターニングポイント）と言えるような好機が訪れることは，しばしばあることである。安全網（セーフティネット）を用意した上で，保護観察に付された者の意思を尊重し，幸運や良縁が舞い込むのを辛抱強く待つのも選択肢の一つと言える。将来への見通しがつき，目標を持つようになると，彼ら彼女らの居場所が明るく健康なものへと変わり得るのもまた事実である。この段階の前後において，保護観察における面接が外発的な動機づけによるものから内発的な動機づけによるものへと転換されているのであるが，同時に保護観察を終了させるなどの良好措置[13]を検討する時期でもある。

　13）保護観察処分少年…保護観察を継続しなくとも，健全な生活態度を保持し，善良な社会の一員として自立し，確実に改善更生することができると認められるときは，保護観察所の長によって保護観察が解除される。

　少年院仮退院者…保護観察を継続しなくとも，健全な生活態度を保持し，善良な社会の一員として自立し，確実に改善更生することができると認められるときは，保護観察所の長の申出を受けた地方更生保護委員会の決定をもって退院を許され，あらかじめ定められた期間前に保護観察が終了する。

　保護観察付執行猶予者…保護観察を仮に解除しても，健全な生活態度を保持し，善良な社会の一員として自立し，改善更生することができると認められるときは，保護観察所の長の申出を受けた地方更生保護委員会の決定をもって仮解除の処分をし，これに伴い，保護観察における指導監督および補導援護を行わない。なお，改正刑法等が施行されてからは，保護観察所の長が決定する。

(6) 悪に報いるに善をなす

　犯罪を憎み，これを行った者を非難した上で，一定期間，排除したり，隔離したりするのは，社会正義を実現するために必要不可欠なことである。しかし，その一方で，罪を犯したことを真摯に反省し，意を決して立ち直ろうとする者に対しては，温かい眼差しで見守り，必要に応じて，救いの手を差し伸べるという大らかな姿勢も大切である。さもなければ，加害者がやり直す機会を逸したまま，再び悪事に手を染めてしまい，新たな被害者を生み出しかねない。ヴィクトル・ユゴーの名著『レ・ミゼラブル』におけるミリエル司教のジャン・バルジャンに対する施しの一節に象徴されるように，「悪に報いるに善をなす」という逆説（パラドックス）こそが更生保護の神髄の一つである。

●心理療法の可能性

　保護観察における面接を効果的に行うための有用な技法は，マイクロカウンセリング，ブリーフセラピー，認知行動療法などを始めとして多く存在し，保護観察官の研修にも積極的に取り入れられている。面接は，言葉を介したキャッチボールに喩えられるが，こちらの問いかけに黙り込んでしまい，キャッチボールが成り立たない場面も珍しくない。沈黙に耐えられず，問いかけ続けると，相手を追い詰めてしまうことになりかねないし，こちらばかりが話をしていると，相手が一方的に聞き役に回り，益々，言葉を発しにくくなるので，無理に話をさせるのではなく，静かに寄り添い，話したければ，いつでも聴く用意がある状態にしておくのが望ましい。そのような場合には，コラージュ療法などの非言語的な関わりが有効である。ここで，コラージュ療法の実施を契機に親子のコミュニケーションが再構築され，非行が沈静化した事例を紹介する。

事例　ハナコ

　不良仲間と行動を共にし，家庭に寄り付かない状態を続けていたハナコ（仮名）は，16歳のとき，窃盗事件を起こし，家庭裁判所の審判で保護観察に付された。保護観察になってからも，厳格な父親と出来の良い兄の存在に反発し，夜遊びが常態化していたことから，ハナコと母親を保護観察所に呼び出したところ，ハナコは，その前日も無断外泊をしていたようで，保護観察所で母親と会う状態であった。面接室でも双方とも顔を合わせようとすらしない状態であったので，別々に事情を聴取し，これを調書にした上で，門限を定め，ハナコに厳守することを誓約させた後，1週間後の面接日時を設定し，以後，毎月2回の頻度で母親の同伴を得て保護観察所に呼び出すことにした。1週間後，案の定，2人は別々に姿を現し，面接室に入っても，気を使う母親を尻目にハナコは，爪をいじりながら，俯いたままであった。これでは面接にならないので，部屋を変え，あらかじめ用意していた台紙（四つ切の画用紙），はさみ，スティック糊，古雑誌や新聞のチラシ等を机に置き，コラージュ療法を試みた。ハナコと母親のほか，他の保護観察官にも応援を頼み，雰囲気を和らげてグループで作業を始めた。当初，ハナコは，手を止めて傍観しているだけであったが，15分も経つと，周りの様子に釣られて古雑誌を切り抜き始めた。完成したコラージュ作品を見せ合う場面では，作品を手で覆い隠していたものの，促されると，恥ずかしそうに手をのけて，浴衣姿の女性の写真を貼り付けた作品（図6−1参照）を見せてくれた。この作品について問うと，「もうすぐ夏祭りがあるので，浴衣がほしい」と答え，これを受けて「お母さんに相談してみたら？」と振ると，ここで初めて母親が「そうね」と口を開き，親子の沈黙が破られるに至った。

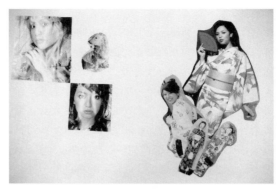

図6-1　コラージュ作品1

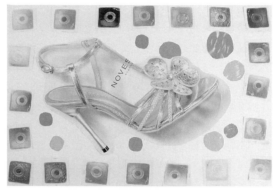

図6-2　コラージュ作品2

　2週間後，ハナコと母親は，一緒に現れた。驚いたことに2人とも表情が明るく，何か良い変化があったことを予感させた。面接室に入るなり，ハナコに対し，「もしかして浴衣を買ってもらったの？」と問うと，彼女は，首を横に振り，「これ，買ってもらった」と鮮やかなピンク色のバッグを机の上に置き，自慢するように見せてくれた。ハナコによると，このバッグがずっと欲しかったとのことで，母親からは，前回の面接後，帰宅途中に百貨店に立ち寄ったところ，彼女にバッグが載っているチラシ広告を見せられ，浴衣ではなく，これを買い与えたとの報告がなされた。しかも，その広告は，コラージュ作品を作る際，新聞のチラシの束からハナコが抜き取ったものであった。これを機に母子関係が好転し，ハナコは，門限を守り続けていることも判明した。波に乗ったハナコは，この日もコラージュ療法を受け，さらに1か月後，4回目の作品で，大きな金色のハイヒールの写真を真ん中にして，その周囲を色とりどりの液体が入った四角い小瓶の写真を貼り巡らせるという作品（図6－2参照）を完成させた。作業終了後の面接で，色とりどりの液体が入った四角い小瓶に注目し，「これは何？」と問うと，「マニキュア」と答えた。これを受け，母親を交えて話が弾み，ハナコは，ネイルアートに関心があることがわかり，この作品を完成させてから半年後にネイルアートの専門学校に入学するに至った。その後，生活態度が顕著に改善されたことから，保護観察が解除された。

　コラージュ療法は，作品を作り上げることによって，自らの内面が表現され，感情を発散したり，自分のやりたいことを意識したりするのに役立つ場合がある。言語が中心となる面接の補助手段としてコラージュ療法を活用するのは，一つの例であるが，他にもエゴグラムを行い，

自らの自我状態を理解させ，足りないところを伸ばす努力を実践させるのも有効であろうし，家族画の作成は，家族のことを話題にする契機となり得る。保護司の場合，民間人としての特性を生かし，趣味である手品やバルーンアート（風船細工）で場を和ませたり，家庭菜園の収穫に立ち合わせて収穫した果実を土産に持たせたりするなどして心を開かせ，会話の糸口をつかむ努力がなされていることを耳にするが，言語化する段階に至っていない者はもとより，そもそも言語化するのが不得手な者などに対しては，相手の特性を踏まえ，創意工夫した関わりが求められる。取り分け，発達障害に代表されるように，コミュニケーションが不得手であったり，認知機能に大きな偏りがあったりする者に対しては，障害特性に配慮した特別なアプローチを用意しない限り，取りつく島がない事態に追い込まれかねない。

　また，彼ら彼女らが心理的に孤立し，インターネット等を通じて妄想の世界に浸った結果，殺人願望などの常軌を逸した行動に至るおそれがある場合は，精神科医や警察などとも連携しながら，暴発を防ぐことに全力を注がなければならない。第三種（医療）少年院等に収容されていた特異な事案や重大な他害行為に及ぶおそれが大きいと考えられる者については，矯正施設等で矯正教育または治療を受けている段階から，本人の住居地を管轄する保護観察所はもとより，保健所，警察署などの関係機関がスクラムを組み，ワンチームで対応することが求められる。我が国の治安状況は，全体としては，落ち着いているのにもかかわらず，残念ながら，1997（平成9年）3月に神戸市内で発生したいわゆる「酒鬼薔薇聖斗」事件の後も常軌を逸した凶悪事件に至る例が跡を絶たない。英国では，「MAPPA（Multi-Agency Public Protection Arrangements）」という法定の多機関連携社会防衛協議会があり，一定の危険な犯罪者について，関係機関による定期的な会合を開催し，社会防衛とリスク管理を行っているほか（法務省，2006），再犯リスクの高い性犯罪者や暴力事犯者に対しては，終身刑を含む長期間の拘禁刑が選択され得る（Criminal Justice Act 2003）。凶悪な犯罪者に対する心理臨床が行われる前提として，このような強力な枠組みが必要であろう。

●おわりに

　我が国の保護観察においても，Bonta & Andrews（2017）によって提唱された「RNR原則」などを理論的な基盤に置くアセスメントツール（Case Formulation in Probation/Parole）が開発されたのを受け，2021（令和3）年1月から，個々の事例ごとに再犯リスクに基づき，面接頻度を定めた上で，リスク要因のみならず，強み（strength）をも反映した実施計画を策定している。見立て（assessment）における仮説を検証する過程そのものが手当て（treatment）であることから，保護観察に付された者の再犯防止において，手当てが功を奏さないときは，改めて見立て直し，視野を広げて，様々な心理療法を含む手当てを探し，これを実践してみるという創造的な姿勢が求められる。しかし，その一方で，現実は，我々の見立てが外れ，良くも悪くも想像を超える展開に驚かされることもしばしばである。順調に経過していたのに，再犯に至り，一瞬にして，これまでの努力が水泡に帰す例もあれば，疾風怒濤とも言える絶望的な日々の連続であっても，これを凌ぐうちに，救いの手が差し伸べられ，いつの間にか，嵐が収まっている例もある。一般的に犯罪傾向の進んでいない者の場合，保護観察の実施計画が策定しやすい上に，見立てが裏切られることも少ないが，犯罪傾向が進み，ビリヤードの球のような性質を持つ者となると，見立てが困難である。取り分け，思春期に代表される不安定な時

期は，疾風怒濤の悪天候と束の間の晴天を繰り返すような状況が続く。例えば，少女の場合，「彼氏ができた」という報告があって，「良かったね」と喜びを表現したのも束の間，1か月も経たないうちに，「妊娠した」と打ち明けられ，その後，親子で「産むの。産まないの」と言い争う場に立ち会うことも珍しくない。しかし，それでも，一喜一憂するのではなく，長期戦になると覚悟して寄り添い続けるうちに，良縁に恵まれ，嵐が嘘のように感じられるくらい平穏な日々が訪れることもあるのだから，不思議なものである。もっとも，累犯者となると，十分な関わりをする前に，こちらの見立てにおいて懸念したとおりの再犯に至ることも多く，無力感を抱かざるを得ない。一般的に累犯者であればあるほど，再犯予測がしやすいが，これは，可塑性が乏しいことの裏返しで，そもそも見立てることの意義を見失いかねない。

　保護観察に付された者のリスク・ニーズアセスメントを行い，「再犯リスク（Risk）」の大きさに処遇の密度を合わせた上で，「犯因性ニーズ（Criminogenic Needs：再犯の動的リスク要因）」の改善に焦点を当てつつ，「反応性（Responsivity）」を踏まえ，戦略的に効果があるとされる認知行動療法などの手当てを行うことは，取り分け，嗜癖を抱える者などに対し，有効であろう。しかし，その一方で，偶然の積み重ねによって新たな展開へと導かれる彼ら彼女らの運命を謙虚に受け止めつつ，地位や役割を超えたところに成り立つ素朴な関係性を尊重し，あえいだり，もがいたりするうちに，予期せず，救いの弦を掴むこともある。確かに思い入れが強過ぎて猪突猛進するのは，危険であるが，見立てに時間をかけ過ぎて肝心な手当てが後手に回ることは，避けなければならない。事件は，面接室で起きているわけではないので，取り急ぎ，現場を覗いてみることが必要なときもある。

　彼ら彼女らを対象として切り離し，因果律に思い巡らせる科学的な態度に加え，人間の脆さや儚さの自覚の上に立ち，彼ら彼女らとの相互行為を通じて垣間見られる「意味のある偶然の一致（meaningful coincidence）」や「同時性（synchronicity）」（河合，1967）にも理解を示す当事者的な態度をも併せ持つことが肝要であることは，保護観察の実務においても例外ではない。時期を逸することなく，有用な社会資源を活用することで，悪縁を絶ち，良縁が結ばれる例も多く，社会内処遇における創発性にも注目すべきである。

　法令通達に由来する「原理原則（principle）」と学術に裏付けられた「技法（skill）」に加え，個々の経験が体系化された「流儀（style）」が一つになって，実務家としての「芸（art）」が成り立つ。そのためには，折に触れて保護観察に付された者の動向はもとより，心理臨床家としての自らの動きを冷静に見つめ，必要に応じて，他者の助言が受けられるケースカンファレンスやスーパービジョンが日常的に行われる職場環境が整えられていることが前提であることは，改めて指摘するまでもない。

引用文献

明橋大二（2005）．子育てハッピーアドバイス　1万年堂出版

Biestek, F. P. (1957). *The casework relationship*. Chicago, IL: Loyola University Press.（尾崎　新・福田俊子・原田和幸（訳）（2006）．ケースワークの原則—援助関係を形成する技法　誠信書房）

Bonta, J., & Andrews, D. A. (2017). *The psychology of criminal conduct* (6th ed.). London: Taylor & Francis.（原田隆之（訳）（2018）．犯罪行動の心理学　北大路書房）

Cialdini, R. B. (2008). *Influence* (5th ed.). Englewood Cliffs, NJ:Prentice Hall.（社会行動研究会（訳）（2014）．影響力の武器　誠信書房）

法務省（2006）．平成18年　犯罪白書　Retrieved from https://hakusyo1.moj.go.jp/jp/52/nfm/n_52_2_6_4_5_3.html

（2021 年 7 月 2 日）

Kahneman, D. (2011). *Thinking, fast and slow*. New York: Farrar, Straus, and Giroux. (村井章子（訳）(2012). ファスト & スロー：あなたの意思はどのように決まるか?　早川書房)

河合隼雄 (1967). ユング心理学入門　培風館

富岡大悟 (2015). 少年院出院者自助団体の活動―ＮＰＯ法人「セカンドチャンス！」　更生保護学研究, *7*, 19-25.

長尾和哉 (2021). 非行・犯罪からの立ち直り―保護観察における支援の実際　金剛出版

7

矯正領域における効果検証の現場

　エビデンスに基づいた実践の重要性が様々な領域で指摘されるようになって久しい。矯正領域においても例外ではなく，再犯防止に向けて客観的に根拠のある矯正処遇を行うことが求められている。2016（平成 28）年に制定された「再犯の防止等の推進に関する法律」には，再犯の防止等に関する施策の実施状況及びその効果を検証することや，再犯の防止等を図る上で効果的な処遇の在り方等に関する調査及び研究を推進することなどが明記されている。また，この法律の制定を受けて 2017（平成 29）年に閣議決定された「再犯防止推進計画」においては，「再犯の防止等の推進に関する法律」の基本理念をもとに 5 つの基本方針が設定されており，そのうちの一つに「犯罪等の実態，効果検証・調査研究の成果等を踏まえ，社会情勢等に応じた効果的な施策を実施」することが掲げられている。そして，具体的な施策として，再犯防止のための指導等の効果を検証し，より効果的な取組につなげることなどが盛り込まれている。このように効果検証の重要性がより一層高まる中，矯正領域においては組織改編が行われるなど，効果検証の現場の拡充が図られている。

　本章では，矯正領域で行われている効果検証について述べる。まず，効果検証の定義や体制について触れた上で，効果検証を行う上で押さえておきたい理論や知見を概観する。そして，処遇プログラムの効果検証に焦点を当て，効果検証の実施や結果の活用及びその制約について取り上げる。また，本書が主に大学院生をターゲットにしていることを踏まえ，学術研究と効果検証の違いについても触れる。なお，本章の見解にわたる部分は筆者の私見であり，所属機関とは関係がないことをお断りしておく。

◉効果検証とは何か

　「効果検証」とは，「政策（施策）やプログラムによってもたらされた成果（＝効果）に関し，実際の情報，データを用いた実証的な評価（＝検証）を行う」といった意味で用いられることが多い（矯正研修所，2019）。矯正施設では，犯罪をした人や非行のある少年の改善・更生を行うことを目的として，再犯・再非行の防止に向けた様々な取り組みが行われている。例えば，刑事施設では，改善指導として薬物依存離脱指導や性犯罪再犯防止指導等の処遇プログラムが行われており，少年院では，矯正教育として各種指導が行われ，薬物非行防止指導や性非行防止指導等の教育プログラムが実施されている。また，対象者の再犯・再非行の可能性を客観的・定量的に把握し，より効果的な矯正処遇につなげるため，アセスメントツール（後述）が活用されている。このような取り組みについて，その効果を各種研究手法により客観的に捉え，結果に基づいて内容や体制等を改善・充実させていくことで，より再犯・再非行防止に効

果的な矯正処遇へとつなげていくことが，効果検証の目的であると言える。この役割を担う組織として，2010（平成22）年，刑事施設における効果検証を行う専従班が府中刑務所に置かれたのを皮切りに，少年院や少年鑑別所における効果検証を行う組織が多摩少年院，関東医療少年院及び八王子少年鑑別所に設置され，それぞれ効果検証業務が行われてきた。そして，2019（平成31）年には，4つの施設に分散されていたこれらの専従班を統合し，より組織横断的な効果検証を推進するため，法務省矯正研修所に効果検証センターが新設され，上述したようなアセスメントツールや処遇プログラム等の開発・維持管理及び効果検証が行われている（矯正研修所，2019）。本章では，これら効果検証業務のうち，処遇プログラムの効果検証について扱う。

●効果的な処遇を行うための基礎的な理論―RNR 原則―

　RNR 原則（Bonta & Andrews, 2017）とは，マーティンソン（Martinson, 1974）に代表される矯正処遇には効果がないという矯正悲観論に対して，どのような犯罪者にどのような処遇が効果があるのかという問題意識から生まれた考え方である（遊間，2018；第Ⅱ部第3章 p.104 も参照）。日本でもアセスメントや矯正処遇を効果的に行うための基本理念となっており，効果検証を行う上でも大前提となる重要な理論である。

　RNR 原則は，リスク（Risk）原則，ニーズ（Needs）原則，反応性（Responsivity）原則という主要な3つの原則から構成される。リスク原則とは，再犯リスクが高い対象者には，より高い密度の処遇を行い，再犯リスクが低い対象者には，より密度の低い処遇を行うことが再犯防止には必要であるという原則である。つまり，リスクの高低に対応した密度の処遇を行う必要があるということである。再犯リスクの高い対象者に密度の低い処遇を行うなど，リスクに見合った密度の処遇が行われないと，効果が見られないどころか，むしろマイナスになることが指摘されている。ニーズ原則とは，対象者の犯罪と関連する要因のうち，変化し得るものに焦点を当てて処遇するというものである。例えば，過去の犯罪歴が多いことは再犯リスクを高めることが指摘されているが，過去を変えることはできないため，介入の対象とすることはできない。どの要因に焦点を当てて介入すべきかを評定することが，個々の対象者の処遇のポイントを押さえることにつながる。反応性原則は，対象者の能力や学習スタイルに合った方法で処遇を行う必要があるというものである。例えば，知的水準に応じた介入を行わなければ効果が上がらないことは想像に難くないであろう。

　RNR 原則に従って処遇を行うためには，再犯リスクを同定することが求められる。その際，矯正施設で用いられているのが，上述したアセスメントツールである。刑事施設では，2012（平成24）年度から受刑者用一般アセスメントツール（G ツール）の開発が進められており，2017（平成29）年度から，その一部の機能によって得られる結果や情報を処遇決定の参考とする運用が開始されている。少年鑑別所でも，法務省式ケースアセスメントツール（MJCA）や，性非行に特化した法務省式ケースアセスメントツール（MJCA（S））が運用されている（法務省，2020）。また，刑事施設の性犯罪再犯防止指導においては，それに特化したアセスメントツールが運用されており，密度別に応じたプログラムが行われている。

●効果検証はどのように行われるのか

(1) プログラム評価理論

　処遇プログラムの効果検証を行うに当たっては，そのプログラムがどのようなニーズや理論のもとに構築されているのか，そして，現場施設では実際にどのような体制や枠組みの中で実施されているのかといったことを把握した上で検証手続きを検討する必要がある。その際に活用されているのが，プログラム評価という学問領域の知見である。ここでは，矯正領域におけるプログラム評価の枠組みについて，二ノ宮ら（2012）によって示されたモデルを取り上げる。プログラム評価についてより深く知りたい場合は，安田・渡辺（2008）や森（2017）などを参照されたい。

　プログラム評価には様々な定義がなされているところ，那須ら（2012）は，矯正処遇におけるプログラム評価を「処遇プログラムの計画，背景理論，実施状況，再犯・再非行防止に対する効果等を評価し，プログラムをより効果的なものに改善・発展させていく，包括的で体系的な探究活動」と定義している。その上で，二ノ宮ら（2012）は，プログラムの実施，施設内での変化，そして施設出所後の再犯率の低下に至るまでの一連の流れにおいて，包括的に評価研究を行う枠組みを提示している（図7-1）。

　「プロセス評価」とは，処遇の対象者に対して提供された処遇プログラムが意図されたとおりの内容で実施されていたかを判断する評価であり（森，2016），「アウトカム評価」とは，プログラムの効果がどれだけあったかなどを査定し，その評価を行うものである（安田・渡辺，2008）。この包括的枠組みでは，処遇プログラムを実施したことによる施設内での対象者の変化を「短期的アウトカム」と位置づけており，再犯防止に関連する「短期的アウトカム」を評価することにより，最終的なアウトカム，つまり再犯率の低下を評価することにつなげられることが示されている。こうした枠組みでの評価研究においては，再犯防止のためにプログラムは何を目標とすべきか，また，どのような介入方法がより効果的であるのかを包括的に探究することが求められる（二ノ宮ら，2012）。このような知見を参考に，効果検証では，プログラム

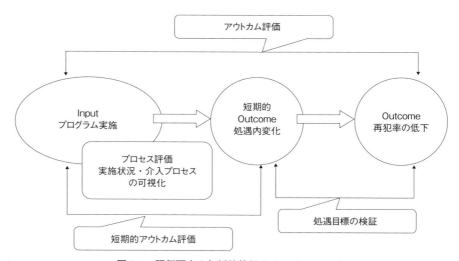

図7-1　評価研究の包括的枠組み（二ノ宮ら，2012）

がどのような変化を期待し，何を目的としているのか，そして，その達成に向けてどのような
資源が投入されているのかといったことを踏まえた上で，検証に向けた道筋が立てられる。

(2) 何を検証したいのか

　効果検証の実施において重要となるのが，「何を検証したいのか」，すなわち何をターゲット
とするのか，ということである。図7-1の包括的枠組みからもわかるように，一括りに効果と
いっても，再犯率が低下したという効果を見るのか，それとも施設内における介入後の変化と
いう効果を見るのかで焦点の当て方が異なり，検証の方法や得られた結果から言及できる内容
も変わってくる。特に，プログラムが開発途中であったり試行的に行われていたりする段階で
効果検証の方針を検討しなければならない場合は，プログラムの運用の方向性や体制が十分に
定まっていないことが多いため，焦点を当てるターゲットも漠然としたものになりやすく，注
意を要する。枠組みが曖昧な状況では，後述する検証デザイン等の方法を決めることが困難で
ある。そのまま場当たり的に効果検証を進めてしまうと，適切な方法が取られずに見たい結果
を得られなくなってしまう可能性があるだけでなく，対象者に必要以上の負担をかける可能性
という倫理的な問題も生じてくる。したがって，効果検証を担う機関，施策を担う機関，実際
にプログラムを実施する現場施設等，関連する機関が連携を図りながら，何をどのような方法
で検証するのかを明らかにし，共通認識を持った上で効果検証に臨むことが必要である。

(3) 効果検証のデザイン

　効果検証では，客観的な視点に基づいたエビデンスが求められることから，量的研究法によ
り行われることが多く，どのようなデザインを組んで定量的評価を行うかが鍵となる。最適な
デザインを設定するため，プログラムの対象者や期間などの実施に関する枠組みのほか，交絡
要因となり得るその他の矯正処遇との兼ね合いなど様々な事情を勘案しつつ，よりエビデン
ス・レベルが高い検証ができるよう検討が進められる。

　一般的に最もエビデンス・レベルが高いと言われているデザインは，系統的レビューで
あるが，単一の研究デザインでエビデンスが高いとされているのが，ランダム化比較試験
（Randomized controlled trial, RCT）である（表7-1）。RCTとは，介入群と統制群を設定して
無作為に対象者を割り当てて比較検証する方法で，介入以外の要因（交絡要因）を排除するこ
とができるという利点があることから，効果検証においても最適であるとされる。

　一方で，対象者にプログラムを受講させないことが倫理的な問題をはらむため統制群を設定
することが難しいなど，実際に矯正領域で厳密なRCTを行う場合，様々な隘路がある。厳密
にRCTを行おうとしても，各種矯正処遇が並行して行われている中で，交絡要因を完全に統

表7-1　エビデンス・レベル（浜井, 2006を参考に作成）

レベル1	系統的レビュー
レベル2	1つ以上のランダム化比較試験
レベル3	非ランダム化比較試験
レベル4	分析疫学的研究（コホート研究など）
レベル5	記述研究（事例研究）
レベル6	単なる専門家の意見

制することは不可能に近く，様々な制約のある矯正領域での RCT の実施は，なんらかの妥協を強いられることとなる。そのため，非ランダム化比較試験による効果検証デザインなど，RCT によらない検証デザインについても広く検討がなされている（e.g. 高橋ら，2012；高橋ら，2016）。

　ここで，矯正以外の領域に目を向けて見ると，RCT を実施することが難しい領域は他にも認められる。これは，「エビデンスに基づく実践」が医学分野に端を発しているところ，生物学的な機序を明らかにする手続きをそのまま心理学等の人間科学の分野に当てはめることが難しいからであると言える。菊池（2019）は，特別支援教育分野の観点からこの点を論じ，医学分野におけるエビデンス・レベル分類を心理学分野に適用することの問題を指摘した上で，医学分野における RCT のようなかなり厳密に群統制を行うことは難しい場合が多いことや，比較対象となった児童生徒には介入を行わないことが倫理的問題をはらむこと，さらに医学分野では低いエビデンス・レベルと位置づけられているケース研究は特別支援教育ないし臨床心理学研究では重要な研究方法であると認識されていることに触れている。そして，シングル・ケース・デザインに基づいて厳密に計画された研究はエビデンス・レベルの上位に評価されるべきであるとしている。シングル・ケース・デザインとは，統制群を設けず，一つないし少数の事例についてベースライン期（介入しない期間）と介入期の変化を見ることで介入による効果を検証するものである。矯正における効果検証でも，対象者がそもそも少なかったり，諸々の制限により短い期間でしか調査を実施できなかったりと，多くのサンプルを確保することが難しい場合があることを踏まえれば，特別支援教育という他領域に関する考察ながらも，このような視点は参考になると言えよう。効果検証においては，高い水準のエビデンスを追求することが求められるが，それと同時に，対象者に必要以上の負担をかけたり不利益になったりすることのないよう留意することや，実行可能性とのバランスを勘案することも重要となる。

（4）調査やデータ解析において必要な視点

　調査の方法は，質問紙による手法が取られることが多いのが現状である。アウトカムを捉えるためにどのような尺度を用いるのかといった調査方法の検討過程は，学術研究とも重なる部分が大きい。調査を行う際には，同意の有無等の倫理的な配慮はもちろんのこと，様々な特性を持った対象者がいることに配慮して質問紙が構成される。

　処遇プログラムの再犯抑止効果を検証する場合（図7-1 の包括的枠組みで言えば，「再犯率の低下」をアウトカムとした効果検証を行う場合），「再犯」をどのように定義付けるのかが重要となる。複雑で様々なパターンがある司法手続きにおいて，何をもって再犯とするのかという設定が必要不可欠だからである。また，「追跡調査期間」，つまり，再犯したかどうかの追跡調査をどれくらいの期間行うかといった設定も必要である。「再犯」と「追跡調査期間」の設定について，令和 2 年 3 月に公表された「刑事施設における性犯罪者処遇プログラム受講者の再犯等に関する分析」（法務省，2020）を例に挙げると，「犯行年月日が出所後から 3 年以内の事件を再犯」としていることから，追跡調査期間は 3 年間ということになる。そして，「出所後に検察庁において起訴の処理がなされた再犯（全罪種）のうち，犯行年月日が最も早いもの」を「全再犯」，「出所後に検察庁において起訴がなされた性犯罪のうち，犯行年月日が最も早いもの」を「性犯罪再犯」と定義付けている。この設定は，それ以外の事象を含めないという意味であることから，見方を変えれば制約でもある。

　データ解析についても学術研究と重なる部分が多いが，ロジスティック回帰分析や生存時間分析など，心理学系の修士・博士論文ではあまり扱わない解析方法が頻繁に用いられることが特色として挙げられるであろう。これは，心理学の研究ではアウトカムに連続変数を置くことが多いところ，効果検証では，アウトカムに「再犯あり」，「再犯なし」など2つの状態を2値変数として置くことが多いことや，追跡調査期間を踏まえた分析を行う必要があるためである。解析を行う上での重要な視点として，矯正施設では対象者が規律違反を行ったり病気になったりなどの理由で途中からプログラムに参加できなくなる場合があるため，プログラムの途中離脱者をどのように扱うかという点が欠かせない。RCTの場合，ランダム割付けを行って介入群と統制群の等質性を担保しているため，解析から除外するという作為を避け，交絡要因の統制を最大限に生かすという理由から，一般的には途中離脱した対象者も解析に含めるという考え方（ITT（intention-to-treat）解析と呼ばれる）が推奨されている。効果検証の実務においては，こうした理論上推奨されている考え方を参考として結果の妥当性が担保できるよう図りつつ，統計分析に耐え得るサンプルサイズが確保できるのかなどといった現実的な問題との兼ね合いも勘案しながら，プログラムの目的や効果検証を実施する意図を踏まえたデータ解析が進められる。

●学術研究と効果検証との違い

　効果検証の調査方法やデータ解析の仕方については，学術研究と共通している部分が多い。しかし，その目的の違いから，学術研究と効果検証は異なる側面も有している。安田・渡辺（2008）は，プログラム評価の目的に関する説明の中で，リサーチと評価の違いを，「探求の焦点」，「結果の一般性」，「重要性の基準」という観点から整理しており，同様のことが学術研究と効果検証との違いにも当てはまると言える。「探求の焦点」の違いという点から見ると，リサーチが結果の考察や結論に焦点が当てられるのに対し，評価では，意思決定という点に重きが置かれ，集められたデータや情報を理解するだけでなくプログラムによる介入が行われた原因となる事象が解決したかどうかの判断を行うことに焦点が当てられるとされている。「結果の一般性」という点では，リサーチが要因間の関係性や因果関係を明らかにし，他の母集団においてもそのような関係性が成り立つかなどの追究が優先されるのに対し，評価では，それよりも今ここにあるプログラムが効果的であるかどうかということに関心が置かれるとされている。そして，「重要性の基準」については，リサーチが真実を追究するのに対し，評価は価値を追求しており，得られた効果やインパクトをもとに，そのプログラムの価値を体系的に判断することに重きを置くとされている。学術研究と効果検証の違いを把握しておくことは，効果検証の目的を意識することにもつながる。着地点を明確にした上で効果検証を行い，結果から次につながる有用な視点を示す上でも，両者の違いを念頭に置いておくことが望まれる。

●効果検証結果の活用
―性犯罪再犯防止指導に係る効果検証を例に―

　効果検証の結果は，処遇プログラムをより効果的なものにするための資料として重要な役割を果たしていることに加え，矯正施設で行われている矯正処遇の実態を広く社会に説明すると

いう責任も果たしている。刑事施設で行われている性犯罪再犯防止指導の効果検証については，その結果がこれまでに2回公表されており，法務省のホームページからも閲覧可能である。

　性犯罪再犯防止指導は，2006（平成18）年5月から刑務所で実施されている。指導においては，前述のとおり，RNR原則に基づき，専門的な性犯罪者調査を行い，対象者の性犯罪の再犯リスクや，性犯罪につながる問題性の内容・程度を判定した上で，対象者が受講すべき指導の密度が判断されている。そして，対象者の知的能力，動機づけの度合い及び身体的・精神的問題の有無等の受講適性を考慮して，受講させるプログラム，時期等について処遇計画が立てられる（法務省，2020）。

　1回目の効果検証結果は2012（平成24）年に公表されており，指導を受講した者は受講していない者と比較して再犯率が低く，一定の効果が認められた一方，効果的な介入の在り方等に課題も見つかった。この結果を踏まえ，指導の再犯抑止効果を着実に高めていくため，指導者育成の充実化が図られるなど改善策が講じられた。そして，2020（令和2）年3月に公表された効果検証の報告書においては，充実化を図ってきた指導の効果について，改めて調査・分析が行われた。「再犯」の定義のところで触れた「全再犯」及び「性犯罪再犯」について，全対象者における分析のほか，指導密度別や罪名別など様々な切り口から分析が行われた結果，特定の対象者について指導効果が見られた。一方で，統計的な裏付けが得られなかった対象者もおり，新たな課題も示されている。このように，プログラムの実施，効果検証の実施，検証結果を踏まえた改良，そしてプログラムの実施計画が円環的に進められることで，プログラムがより効果的なものへと改善されていく。

●現場施設で実務に当たっていた者が効果検証業務を行う意義

　矯正領域の効果検証業務に当たっている職員は法務教官や法務技官であり，現場施設において教育や面接を通じて受刑者や非行のある少年と直接関わってきた経験を持つ。実際に現場施設で実務に携わった経験のある職員が効果検証を行うことには，矯正施設特有の事情を踏まえて実情に即した効果検証デザインや分析方法を検討できるというメリットがある。そして，実際に矯正施設に収容されている者と関わってきた経験から，現実的かつ立体的な結果の解釈を行うことができるという強みがあると言える。

　効果検証業務に当たった経験は，さらに現場施設での実務においても生きてくる。これまで効果検証業務に携わってこなかった職員が効果検証に携わることで，現場施設で使用していたアセスメントツールやプログラムを支えている理論や客観的な根拠を確認することとなり，その視点は現場施設での実務に還元される。また，効果検証業務は，方法から結果の読み取り，さらに考察に至るまで，大学等の研究機関の専門家から助言を受けながら進められるところ，アドバイスの中から新たな知識を得ることができるだけでなく，矯正領域に身を置いているからこそ見逃しがちな点に気づくことも多い。このような効果検証業務の中から得た学びは実務においても非常に役立つものである。

●制約を知ること

　客観的な指標として数字が持つ威力は絶大であり，あたかも全体を完全かつ的確に捉えてい

るかのようにしばしば思わせられるが，そのような過信には注意を要する。これまでにも述べたとおり，デザインの設定やデータ解析においては，様々な工夫が取られているが，例えば交絡要因を完全に除くことが困難であるといった制約があるほか，再犯や追跡期間の設定など様々な条件が与えられる中で，結果から言えることは必然的に絞られていく。また，質問紙調査という研究手法を取る以上，欠損データを完全に避けることは難しい。調査への同意が得られなかった者の回答がデータに含まれないのはもちろんのこと，すべて同じ選択肢に丸を付けている回答など信頼性に乏しいと判断されたケースも，基本的にはデータから除外されることになる。したがって，統計的結果が示す要約された数字には限界があることを常に念頭に置いておく必要がある。

　このようなことを踏まえると，効果検証において統計的に意味があるとまでは言えない結果が出たとしても，直ちにそのプログラムには効果がないと結論づけてしまうことにはリスクも含まれると言える。一方で，山本（2017）が指摘するように，特定の介入を検証した結果，「効果がなかった」とは言えない空気が現場や社会に広まり，真の現象を分析し，次につなげようとする姿勢が消失しては，効果検証の意義が失われてしまう。効果検証の結果を次の改良へとつなげていくために，現行の処遇プログラムのどの部分を残すのか，そして，どの部分をどう改善するのかといった判断は容易なものではなく，総合的かつ慎重な検討が必要とされる。

●おわりに

　本章では，矯正領域の効果検証について，その定義や学術研究との違いについて触れつつ，各種理論や概念を取り上げ，効果検証における実際の取り組みについて説明した。効果検証は，これまでにも述べたとおり，客観的に根拠のある矯正処遇を行うために必要不可欠な役割を担っており，昨今その重要性がより高まっている。それだけに，結果が出たときに与える注目や影響は大きいものであるが，そこに至るまでの作業は緻密で，非常に地道なものである。

　効果検証の現場は，矯正施設での面接や教育・指導などのように受刑者や非行のある少年と相対して行われる業務ではないため，臨床的な実務とは直接関係がないように思えるかもしれない。しかし，データと向き合い，時に格闘する中で得られる学びは大きい。対象者から一歩引き，データから捉えられる対象者全体の傾向や特徴を知ることは，現場施設における実務においても非常に有用な視点を与えてくれる。

引用文献

Bonta, J., & Andrews, D. A. (2017). *The psychology of criminal conduct* (6th ed.). London: Taylor & Francis.（原田隆之（訳）(2018). 犯罪行動の心理学　北大路書房）

浜井浩一（編）(2006). 犯罪統計入門－犯罪を科学する方法　日本評論社

法務省矯正局成人矯正課・法務省矯正研修所効果検証センター (2020). 刑事施設における性犯罪者処遇プログラム受講者の再犯等に関する分析　Retrieved from http://www.moj.go.jp/kyousei1/kyousei05_00005.html（2021 年 8 月16 日）

法務省 (2020). 再犯防止推進白書

菊池哲平 (2019). わが国の教育心理学的研究は特別支援教育にどのようなエビデンスを与えているのか－エビデンス・レベル分類（案）による研究の概括を通して－　教育心理学年報, *58*, 92-101.

矯正研修所 (2019). 矯正研修所の新組織—効果検証センター・試験課の紹介—　刑政, *130* (9), 50-55.

Martinson, R. (1974). What works?: Questions and answers about prison reform. *The Public Interest, 35*, 22-54.

森　丈弓（2016）．司法・矯正分野におけるプログラム評価と効果検証（前）　刑政, *127* (6), 44-53.

森　丈弓（2017）．犯罪心理学—再犯防止とリスクアセスメントの科学　ナカニシヤ出版

那須昭洋・高橋　哲・二ノ宮勇気・前田関羽（2012）．矯正施設における処遇プログラムの効果検証をめぐる諸問題（1）　犯罪心理学研究, *50* (特別号), 2-3.

二ノ宮勇気・高橋　哲・那須　昭・前田関羽（2012）．矯正施設における処遇プログラムの効果検証をめぐる諸問題（4）　犯罪心理学研究, *50* (特別号), 8-9.

高橋　哲・森　丈弓・角田　亮・岡部梨奈子（2012）．矯正施設における処遇プログラムの効果検証をめぐる諸問題（3）　犯罪心理学研究, *50* (特別号), 6-7.

高橋　哲・只野智弘・星野崇宏（2016）．効果的な効果検証？－非無作為化デザインによる刑事政策の因果効果の推定－　更生保護学研究, *9*, 35-57.

山本麻奈（2017）．犯罪・非行と効果検証　臨床心理学, *17* (6), 768-772.

安田節之・渡辺直登（2008）．プログラム評価研究の方法　新曜社

遊間義一（2018）．矯正心理学　藤永　保（監修）　最新心理学事典（pp. 128-131）　平凡社

事項索引

あ

RNR 原則　104,143,147
愛着　43
　　——障害　45
アウトカム評価　148
アサーショントレーニング　97
アセスメントツール　147
アドボカシー（権利擁護・代弁）
　　98
アンガーマネジメント教育　97
家出　50
一過性の攻撃行動　15
一般改善指導　126
意図的行動観察　64
今，ここで　129
意味のある偶然の一致　144
エゴグラムテスト　142
エビデンス　146
　　——・レベル　149
遅い思考　138
オリエンテーション　63

か

外在化障害　32
改善指導　125
外発的な動機づけ　133
回避　80
加害親　55
加害者臨床　122
家族画　143
家庭裁判所　58,62,90
家庭支援専門相談員　99
簡易薬物検出検査　135
関係機関との連携　119
観護処遇　101
観護措置　58
鑑別　59.62,64
　　——結果通知書　59,62,102
　　——作業　106
　　——面接　62,64,103,104
逆転移　98,112,115
逆境的環境　34
救済願望　117
矯正心理専門職　122
拒絶・同一化モデル　25
ぐ犯行為　90
刑事施設　129
刑務官　129
健全育成のための支援　65
健全性　124
効果検証　146
　　——デザイン　150
攻撃動機づけの2過程モデル　13

さ

構造化　38
行動　115
　　——療法　38
コラージュ療法　141
コンサルテーションの機会　102

再犯防止　146
自我同一性の獲得　105
自己決定の原則　139
自己肯定感　54
自己呈示理論　22
仕事仲間　130
システミック・モデル　21
システム2　138
持続的攻撃行動　15,19
自尊心　54
児童虐待　41
児童相談所　90
　　——援助指針　94
児童福祉施設　89
自閉スペクトラム症　29
社会解体理論　21
社会的コントロール理論　24
宗教教誨　109
主観性　124
受動的攻撃行動　15,21
遵守事項　136
少年院　58,63
少年鑑別所　58,101
　　——の心理臨床　101
　　——法　109
　　——法施行規則　103
少年警察　81
少年法　58,105
初回面接　106
処遇指標　128
処遇調査　125
処遇プログラム　146,148,151
触法行為　90
自立支援計画　94
シングル・ケース・デザイン
　　150
神経発達症　28
身体的虐待　41
審判　58,62
心理技官　101,122
心理教育　79
心理検査　62,64
心理的虐待　42
スーパーヴァイザー　102
生育歴　37
生活環境療法　92

た

生活場面面接　91
性的逸脱行為　51
性的虐待　41
青年期ドルドラム　18
性犯罪再犯防止指導　152
生物・心理・社会的視点　37
専門的処遇プログラム　134
ソーシャルスキルトレーニング
　　（SST）　95
属性　128
素行症　31,32

立ち直りの資源としての家族
　　119
脱抑止型対人交流障害　45
ダブル・ロール　112
地域援助　111
チーム刑務所　129,131
チーム司法・犯罪　131
チャイルド・マルトリートメント
　　42
注意欠如・多動症　29
長所，資源　114
治療動機づけ　112
DBD マーチ　19,31
手続説明　113
転移感情　98
同時性（synchronicity）　144
特別改善指導　126

な

内在化障害　32
内発的な動機づけ　133
生の感情　123
ニーズ原則　147
二次障害　30
二次的被害　78
二重拘束の問題　101
二重のサークル・モデル　15
ネグレクト　41
能動的攻撃行動　15,22
ノットノーイング・アプローチ
　　137

は

発達障害　28,82
発達特性　36
場の力　58,68,72
反抗挑発症　31
犯罪傾向の進度　128
犯罪発達類型理論　16
反応性愛着障害　45

156

反応性原則　147
PTSD　79
被害感情　55
被害者支援　77
被虐待体験　45
ピグマリオン効果　138
非行性　59
被措置児童等虐待　98
否認　108
評価者と援助者　112
ブーメラン効果　138
福祉犯被害者　83
フット・イン・ザ・ドア・テクニック（段階的要請法）　135
不適切養育　36

プログラム　146,148
　　――評価　148
プロセス評価　148
分化的強化理論　23
暴力・粗暴行為　50
保護観察官　133
保護処分　90
保護司　133
ポジティブ心理学　106

ま
身柄事件　58,68
未来　115
無力感　117
メッセージ　136

や
薬物依存　50
要保護児童対策地域協議会　99

ら
ライフストーリーワーク　96
ランダム化比較試験　149
リスクアセスメント・ツール　113
リスク原則　147

わ
忘れられる存在　132

人名索引

A
Ainsworth, M. D. S.　43,45
相澤 仁　93
明橋大二　136
安藤明人　13
Andrews, D. A.　143,147
青木 健　93
淺田慎太郎　15,16

B
Biestek, F. P.　113,139
Bonta, J.　143,147
Bowlby, J.　43
Branscombe, N. R.　25
Brookman-Frazee, L.　34

C
Cheely, C. A.　34
Cialdini, R. B.　135

D
土井隆義　4,5,110

E
遠藤利彦　55
Erikson, E. H.　105

G
George, C.　43

H
浜井浩一　149
原田知佳　9,11
原田 謙　19,31
原田隆之　104
橋本和明　50,55
橋元良明　4
林 世英　24
Heeramun, R.　34
廣井亮一　55
Hirschi, T.　24
Honda, H.　28
細井洋子　21
渕上康幸　20
藤桂　4
藤川洋子　35,36,39
藤岡淳子　96
藤原佑貴　9,11

I
石井高明　28
岩田智和　91,92
岩谷舟真　6

K
Kahneman, D.　138
加納寛子　4,6,11
嘉嶋領子　3,6
桂 瑠似　4
河合隼雄　144
河合直樹　99
Kawakami, C.　34
Kawamura, Y.　29
菊池哲平　150
金 吉晴　79
木村忠正　6
岸野康隆　9,10
北島歩美　44
清田勝彦　110
小林寿一　21,22
小板清文　17,105,110
河野荘子　14
Kraut, R.　4
工藤晋平　15,16
Kumagami, T.　34
國吉真弥　22,23
来栖宗孝　109

L
Levy, T. M.　43

M
前田正治　79
Mahler, M.　10
Margaret, D.　39
Martinson, R.　147
Moffit, T. E.　16
森 則夫　19
森田ゆり　56
森 丈弓　17,148
村尾泰弘　55
無藤 隆　9,11

N
中川知宏　25
中島啓之　18,19
中谷素之　56
中谷奈美子　56
那須昭洋　148
二井仁美　89
二ノ宮勇気　148

O
小畠秀吾　56
小保方晶子　9,11
大渕憲一　13,14
岡田好史　9

岡嶋裕史　5,6
奥村 晋　110
奥村雄介　33
奥山眞紀子　42
Orlans, M.　43
大塚 尚　81

R
Robinson, L.　34
Rogers, C. R.　113

S
才村眞理　96
齋藤万比古　19,20,31
斉藤知範　23
Scragg, P.　34
Shah, A.　34
嶋田美和　14
塩川宏郷　34
庄山浩司　9,10
Sumi, S.　29
鈴木 護　21,22

T
高橋 哲　150
高比良美詠子　4
竹中祐二　21
田村 立　29
棚瀬一代　56
十一元三　35
徳永祥子　96
留岡幸助　89
富岡大悟　139
坪内宏介　110
辻井正次　18,19
津富 宏　17

W
渡辺直登　148,151
Winnicott, D. W.　18
Woodbury-Smith, M. R.　34

Y
八木淳子　34
山本麻奈　153
山本俊至　6
山脇望美　14
周 燕飛　56
安田節之　148,151
吉田富二雄　4
吉村雅世　68
遊間義一　14,147

【著者一覧】（五十音順，*編者）

太田直道（おおた　なおみち）
福岡家庭裁判所（執筆時）
担当：第Ⅱ部第4章

河合直樹（かわい　なおき）
岐阜県中央子ども相談センター
担当：第Ⅱ部第2章

小板清文（こいた　きよふみ）
前徳島文理大学人間生活学部教授
担当：第Ⅱ部第3章

河野荘子（こうの　しょうこ）*
名古屋大学大学院教育発達科学研究科教授
担当：第Ⅰ部第1章

木下寛法（きのした　ひろのり）
東京拘置所（執筆時）
担当：第Ⅱ部第7章

坂野剛崇（さかの　よしたか）
大阪経済大学人間科学部教授
担当：第Ⅰ部第4章

佐橋恵美子（さはし　えみこ）
愛知県警察本部警務部（執筆時）
担当：第Ⅱ部第1章

長尾和哉（ながお　かずや）
名古屋保護観察所
担当：第Ⅱ部第6章

野邑健二（のむら　けんじ）
名古屋大学心の発達支援研究実践センター特
任教授
担当：第Ⅰ部第3章

星あづさ（ほし　あづさ）
愛知教育大学教育科学系講師
担当：第Ⅱ部第5章

山脇望美（やまわき　のぞみ）
人間環境大学心理学部講師
担当：第Ⅰ部第2章

吉村雅世（よしむら　まさよ）
府中刑務所（執筆時）
担当：第Ⅰ部第5章

【監修者】

森田美弥子（もりた　みやこ）
中部大学人文学部教授，名古屋大学名誉教授

松本真理子（まつもと　まりこ）
名古屋大学名誉教授

金井篤子（かない　あつこ）
名古屋大学大学院教育発達科学研究科教授

心の専門家養成講座　第 10 巻
司法心理臨床実践
2023 年 6 月 20 日　初版第 1 刷発行　（定価はカヴァーに
表示してあります）

　　　　監修者　森田美弥子
　　　　　　　　松本真理子
　　　　　　　　金井　篤子
　　　　編　者　河野　荘子
　　　　発行者　中西　　良
　　　　発行所　株式会社ナカニシヤ出版
　　　☎ 606-8161　京都市左京区一乗寺木ノ本町 15 番地
　　　　　　　　　Telephone　　075-723-0111
　　　　　　　　　Facsimile　　075-723-0095
　　　　　　Website　http://www.nakanishiya.co.jp/
　　　　　　E-mail　iihon-ippai@nakanishiya.co.jp
　　　　　　　　　郵便振替　01030-0-13128

装幀＝白沢　正／印刷・製本＝ファインワークス
Copyright © 2023 by S. Kono
Printed in Japan.
ISBN978-4-7795-1730-3

心の専門家養成講座

監修　森田美弥子・松本真理子・金井篤子

第 1 巻　臨床心理学実践の基礎 その1
　　　　─基本的姿勢からインテーク面接まで─
　　　　森田美弥子・金子一史 編　　　　　　　　　　　2,500 円

第 2 巻　臨床心理学実践の基礎 その2
　　　　─心理面接の基礎から臨床実践まで ─
　　　　金井篤子・永田雅子 編　　　　　　　　　　　　2,800 円

第 3 巻　心理アセスメント
　　　　─心理検査のミニマム・エッセンス ─
　　　　松本真理子・森田美弥子 編　　　　　　　　　　3,500 円

第 4 巻　心理支援の理論と方法
　　　　狐塚貴博・田附紘平 編　　　　　　　　　　　　3,200 円

第 5 巻　心理臨床実践のための心理学
　　　　金井篤子 編　　　　　　　　　　　　　　　　　2,600 円

第 6 巻　医療心理臨床実践
　　　　─「こころ」と「からだ」「いのち」を支える ─
　　　　森田美弥子・金子一史 編　　　　　　　　　　　3,000 円

第 7 巻　学校心理臨床実践
　　　　窪田由紀・平石賢二 編　　　　　　　　　　　　3,000 円

第 8 巻　産業心理臨床実践
　　　　─個（人）と職場・組織を支援する ─
　　　　金井篤子 編　　　　　　　　　　　　　　　　　3,100 円

第 9 巻　福祉心理臨床実践
　　　　─「つながり」の中で「くらし」「いのち」を支える ─
　　　　永田雅子・野村あすか 編　　　　　　　　　　　3,000 円

第 10 巻　司法心理臨床実践
　　　　河野荘子 編　　　　　　　　　　　　　　　　　3,200 円

第 11 巻　危機への心理的支援
　　　　窪田由紀 編　　　　　　　　　　　　　　　　　3,000 円

B5 判並製。表示は本体価格です。